# Osteonekrosen der Metatarsaleköpfchen

# Bücherei des Orthopäden

Beihefte zur Zeitschrift für Orthopädie
vereinigt mit „Aktuelle Orthopädie"

Herausgegeben von

P. Otte und K.-F. Schlegel

**Band 53**

# Osteonekrosen der Metatarsaleköpfchen

Diagnose, Differentialdiagnose und Therapie

Von Hans Zollinger

Unter Mitarbeit von H. A. C. Jacob und Stefan Kubik

Mit einem Geleitwort von Adam Schreiber

163 Einzelabbildungen, davon 4 in Farbe; 8 Tabellen

Ferdinand Enke Verlag Stuttgart 1988

**PD Dr. med. Hans Zollinger**

Leitender Arzt
Orthopädische Universitätsklinik Balgrist
Forchstraße 340
CH-8008 Zürich

**Ing. H. A. C. Jacob**

Leiter der Abteilung für Biomechanik
Orthopädische Universitätsklinik Balgrist
Forchstraße 340
CH-8008 Zürich

**Prof. Dr. med. Stefan Kubik**

Leiter der Makroanatomischen Abteilung des Anatomischen Instituts
Universität Zürich
Winterthurerstraße 190
CH-8057 Zürich

**CIP-Titelaufnahme der Deutschen Bibliothek**

**Zollinger, Hans:**
Osteonekrosen der Metatarsaleköpfchen:
Diagnose, Differentialdiagnose u. Therapie /
von Hans Zollinger.
Unter Mitarb. von H. A. C. Jacob und Stefan Kubik
– Stuttgart : Enke, 1988
  (Bücherei des Orthopäden ; Bd. 53)
  ISBN 3-432-97201-6
NE: GT

*Medizin als Wissenschaft ist ständig im Fluß. Forschung und klinische Erfahrung erweitern unsere Kenntnisse, insbesondere was Behandlung und medikamentöse Therapie anbelangt. Soweit in diesem Werk eine Dosierung oder eine Applikation erwähnt wird, darf der Leser zwar darauf vertrauen, daß Autoren, Herausgeber und Verlag größte Mühe darauf verwandt haben, daß diese Angabe genau dem Wissensstand bei Fertigstellung des Werkes entspricht. Dennoch ist jeder Benutzer aufgefordert, die Beipackzettel der verwendeten Präparate zu prüfen, um in eigener Verantwortung festzustellen, ob die dort gegebene Empfehlung für Dosierungen oder die Beachtung von Kontraindikationen gegenüber der Angabe in diesem Buch abweicht. Das gilt besonders bei selten verwendeten oder neu auf den Markt gebrachten Präparaten und bei denjenigen, die vom Bundesgesundheitsamt (BGA) in ihrer Anwendbarkeit eingeschränkt worden sind.*

© 1988 Ferdinand Enke Verlag, P. O. Box 101254, D-7000 Stuttgart 10 – Printed in Germany
Satz und Druck: betz-druck gmbh, 6100 Darmstadt
Filmsatz 9/10 Times (Linotype System 300)

# Geleitwort

Durch die von allen bisherigen Klinikdirektoren ganz besonders gepflegte und geförderte Patienten-Dokumentation, die bis heute zu einem wahrscheinlich fast weltweit einmaligen Archiv angewachsen ist, besteht am Balgrist die seltene Möglichkeit, eine echt klinische Forschung mit der langfristigen Entwicklung orthopädischer Leiden in Zusammenhang zu bringen und sie mit modernster Grundlagenforschung zu ergänzen. Das Vorhandensein eines Forschungslabors für Biomechanik, für Histopathologie und die Nähe einer in seltener Weise klinikbezogenen Anatomie ergänzen in idealer Weise die Arbeitsmöglichkeiten zur Erforschung dieser Erkrankungen. Gerade die Beobachtung von Langzeitverläufen und der Wechsel der Häufigkeit bestimmter Krankheitsbilder können Ideen von Analogien und Modellhaftigkeit aufkommen lassen.

Bei der enormen Zunahme der sogenannten idiopathischen Femurkopfnekrose z. B. hat man für ein besseres Verständnis der Aetiopathogenese oft auch an anatomische und biomechanische Gegebenheiten gedacht. Die Endstrombahn resp. die Mikrozirkulation in der Peripherie sphärischer Gelenkkörper und deren Beeinflussung auch durch mechanische Faktoren könnten eine ursächliche Rolle spielen. Zwar sind die Metatarsaleköpfchenosteonekrosen, gemessen an der Gesamtzahl der in unserer Klinik dokumentierten Osteonekrosen, nicht besonders häufig, aber, wie es schien besonders am Metatarsale I, doch von einer gewissen Modellhaftigkeit. Herr Zollinger hat es unternommen, aus einem großen klinischen Krankengut Elemente der Diagnostik, Differentialdiagnose, konservativen und operativen Therapie aseptischer Metatarsaleköpfchennekrosen zusammenzutragen. Gefäßanatomische Untersuchungen und Analyse der Druckverhältnisse in den Zehengrundgelenken zeigten neue Aspekte der Aetiologie von Osteonekrosen auf. Der erstmalige Nachweis eines signifikant höheren Druckes im Metatarsophalangealgelenk II scheint für das Verständnis von am 2. Strahl gehäuften pathologischen Phänomenen wie Morbus Köhler II, aber auch Ermüdungsfrakturen, Gelenkssynovitiden und Grundgelenksluxationen nicht unerheblich zu sein.

Alle diese Gedanken sind in der vorliegenden Arbeit durch klinische Anatomie und Biomechanik wissenschaftlich kritisch abgestützt entwickelt und dargestellt. Durch diese echt interdisziplinäre Forschungsarbeit ist es dem Autor gelungen, neue Aspekte für ein besseres Verständnis der Osteonekrosen im allgemeinen und speziell der Pathologie der Metatarsaleköpfchen aufzuzeigen. Dadurch erhält die Grundlagenforschung in Anatomie und Biomechanik erneut einen klinikbezogenen Wert für die tägliche Praxis. In diesem Sinne ist dieses wohl besonders gut gelungene Werk eine echte Bereicherung für alle, die in unserem Fach interessiert sind, sich mit dieser besonderen Problematik zu befassen.

Zürich, September 1988                                                                                                  *Adam Schreiber*

# Vorwort

Ziel dieser Arbeit ist es, die spezifischen Probleme der Diagnostik, Differentialdiagnose und Therapie aseptischer Metatarsaleköpfchennekrosen darzustellen. Dazu stützen wir uns auf ein Krankengut von 265 Fällen aseptischer Nekrosen bei 236 Patienten. Neue Antworten zu ätiopathogenetischen Fragen ergeben sich aus unseren biomechanischen und gefäßanatomischen Untersuchungen.

Nebst der Darstellung idiopathischer interessieren die Ursachen symptomatischer Köpfchennekrosen. Eine umfangreiche Untersuchung von Anamnese, röntgenologischem und klinischem Verlauf von etwa 1000 Patienten mit erhöhtem Risiko (Vorfußtraumata und grundgelenksnahe operative Eingriffe) hat uns nur 22 Fälle mit gesicherten symptomatischen Köpfchennekrosen finden lassen.

Seit längerer Zeit hat mein Lehrer und Chef, Herr Prof. Dr. *A. Schreiber,* auf radiologische, klinische und histologische Ähnlichkeiten zwischen Hüftkopf- und Metatarsaleköpfchen-Nekrosen hingewiesen. Ich danke ihm für alle Hinweise und Anregungen zur Bearbeitung des Themas sowie die unentwegte Unterstützung und Förderung dieser Arbeit. Verschiedene Mitarbeiter der Klinik haben in den letzten Jahren Langzeitbeobachtungen von Patienten mit Morbus Köhler II zusammengetragen, die Resultate konnten in der vorliegenden Arbeit mitverwertet werden.

Eine Überprüfung und Ergänzung der Literaturangaben über die Bedeutung der Gefäßanatomie für die Genese dieser Nekrosen wurde dank der Unterstützung durch Prof. *St. Kubik* vom Anatomischen Institut der Universität Zürich möglich, dem ich auch die Abb. 34 bis 38 verdanke.

Neue Erkenntnisse über die Oberflächengeometrie, Kinematik und Kinetik der Zehengrundgelenke konnten durch die Mitarbeit von Ingenieur *H. Jacob* von unserer biomechanischen Abteilung gewonnen werden, der auch die Anatomieschemata in diesem Abschnitt selbst angefertigt hat. Zu Dank verpflichtet bin ich den Kollegen *B. Keller* und *B. Basler,* welche Teilaspekte dieser Arbeit im Rahmen von Dissertationen bearbeitet haben. Dr. *A. Ismail* hat mir bei den Recherchen nach Metatarsus-I-Kopfnekrosen geholfen und Dr. *St. Georgiev* bei den biomechanischen Untersuchungen mitgearbeitet.

Zu Dank verpflichtet bin ich PD Dr. *P. E. Ochsner* dafür, daß er mir eigenes Untersuchungsmaterial zur Verfügung stellte und mich in konzeptionellen und redaktionellen Fragen beriet. Dr. *von Hochstetter* danke ich für seine Hilfe bei der Zusammenstellung des histologischen Bildmaterials.

Frl. *N. Amstutz* und Frau *A. Plüss* verdanke ich ihre effiziente Mitarbeit in organisatorischen und administrativen Belangen und die sorgfältig durchgeführten Schreibarbeiten. Frau *U. Dexel* bin ich für die Literaturrecherchen und die Überarbeitung des Literaturverzeichnisses dankbar. Frl. *V. Uhlmann,* Frl. *A. Bähler* sei für die sorgfältigen fotografischen Arbeiten und Herrn *P. Rufener* für die präzisen Zeichnungen und Grafiken und die aufwendigen Bildmontagen bestens gedankt.

Zürich, im Sommer 1988 *Hans Zollinger*

# Inhalt

# A. Literaturübersicht

## 1 Geschichtliches

Das Verständnis der Knochennekrosen und die mit den Konzepten wechselnde Terminologie haben in den letzten zwei Jahrhunderten eindrückliche Wandlungen erfahren (*Axhausen* 1928, *Johnson* 1964, *Phemister* 1940, 1949). 1794 hat *Russel* erstmals eine osteomyelitische Knochensequestration als „Desease of the Bone termed necrosis" exakt beschrieben.

Im 19. Jahrhundert galten Knochennekrosen als septischen Ursprungs, da die größere Kochendichte von osteomyelitischen Sequestern in der Knochenchirurgie und Pathologie allgemein bekannt war. Später konnte diese verstärkte Knochendichte röntgenologisch sichtbar gemacht werden, worauf längere Zeit jede radiologisch erkennbare ossäre Verdichtung als Knochennekrose interpretiert wurde. Dies führte zur Zusammenfassung ganz unterschiedlicher Krankheitsbilder unter dem Begriff Osteonekrose, obgleich ein histologischer Nachweis von totem Knochen bei diesen Veränderungen nur teilweise möglich war (*Johnson* 1964).

Das Fehlen bakterieller Erreger bei histologisch nachgewiesenen Knochennekrosen ließ den Begriff der aseptischen Nekrosen entstehen (*Phemister* 1940, 1949). Hinweise häuften sich, daß dieser tote Knochen nicht nur aseptisch, sondern auch avaskulär war, worauf der Begriff der ischämischen bzw. avaskulären Nekrose geprägt wurde. Diese Begriffe werden im deutschen Sprachraum vorwiegend bei epiphysärem und gelenknahem Auftreten verwendet, während metaphysäre und diaphysäre Osteonekrosen als Knocheninfarkt bezeichnet werden (*Willert* 1981).

An den Metatarsalia beschrieb *Freiberg* (1914) das Krankheitsbild erstmals, hielt es jedoch anfänglich für eine Unfallfolge: „Infraction of the second metatarsal bone, a typical injury." Erste Beobachtungen des Krankheitsbildes hat *Köhler* 1920 publiziert, die erste umfassende Krankheitsbeschreibung unter dem Titel „Metatarsophalangealkrankheit" veröffentlicht (1920).

Die **Synonyme** der spontanen juvenilen Metatarsaleköpfchenosteonekrosen sind zahlreich: Morbus Köhler II, Morbus Köhler-Freiberg, Freibergsche Krankheit, Arthritis deformans juvenilis metatarsi, Osteochondropathia metatarsi, Epiphysitis metatarsi II, Morbus Panner metatarsi II, Metatarsophalangealkrankheit, Arthritis deformans infantilis oder juvenilis der Metatarsophalangealgelenke, Osteochondroarthropathia necrotisans vom Köhlerschen Typus.

*Köhler* (1920) hielt die „meist ganz hochgradige, fast immer gleichmäßige, distalwärts zunehmende Verdickung der ganzen distalen Hälfte des Metatarsus" für ein typisches Merkmal der Erkrankung.

Unabhängig von *Köhlers* Erstbeschreibung 1920 sind Beobachtungen auch durch *Panner* (1921) und *Steller* (1943) publiziert worden.

Systematische histologische Untersuchungen nahmen *Axhausen* (1922, 1923), *Holst* und *Chandrikoff* (1927) und *Axhausen* und *Bergmann* (1937) vor. Auf seinen Untersuchungen basierte *Axhausen* seine Verlaufseinteilung in fünf Stadien. *H.* und *C. Mau* haben eine Übersichtsarbeit mit ausführlicher Literaturzusammenstellung verfaßt. Verschiedene Autoren (*Fromme* 1922, *Axhausen* 1923, 1937 u. a.) haben auf Ähnlichkeit mit anderen juvenilen Osteonekrosen – besonders mit dem Morbus Perthes – hingewiesen.

## 2 Epidemiologie, Klinik und radiologische Befunde

### 2.1 Spontane Metatarsale-I-Köpfchen-Nekrosen

Nur vereinzelt wird in der Literatur auf das Vorkommen aseptischer Köpfchennekrosen des 1. Strahles hingewiesen (Tab. 1). Meist handelt es sich um Einzelbeobachtungen mit oft beidseitigem Befall. *Carrell* und *Childress* (1940), *Ribbing* (1951), *Ravelli* (1952), *Schöneich* (1954), *Sinibaldi*

(1957), *Odelberg-Johnson* (1960), *Erhart* (1968) beschreiben das Krankheitsbild als Osteochondrosis dissecans. *Konjetzny* (1926, 1952) spricht von einer subchondralen Epiphysennekrose, *Breitenfelder* (1937) klassiert die Veränderungen als Köhlersche Erkrankung des 1. Mittelfußköpfchens, während *Hackenbroch* (1927) eine Verknöcherungsstörung diagnostiziert. Traumatisch bedingte Nekrosen beobachteten *Breitenfelder* (1937) und *Hohmann* (1948). Zusammenstellungen mehrerer eigener Fälle finden sich bei *Goodfellow* (1966) *McMaster* (1978) und *Zollinger* et al. (1983).

Der Krankheitsbeginn wird in 7 von 16 Fällen unter 18 Jahren beobachtet. Bei neun Patienten wird ein beidseitiger Befall beschrieben (Tab. 1).

**Anamnestisch** werden wechselnd starke Schmerzen im Großzehengrundgelenk von meist unbekannter Dauer in elf Fällen angegeben. Bei drei Patienten ist die Anamnese stumm und bei zwei fehlen entsprechende Angaben. Ein Vorfußtrauma wird bei sechs Patienten vermerkt. Mehrheitlich setzen die Schmerzen schleichend ein (*Bragard* 1925, *Konjetzny* 1926, *Freund* 1980).

**Klinisch** wird in allen Fällen mit Befundangaben eine Einschränkung der Dorsalflexion im Großzehengrundgelenk beschrieben, teilweise bestehen nach längerem Krankheitsverlauf Arthrosezeichen.

**Radiologisch** wird neben unterschiedlich ausgedehnten Kopfnekrosen häufig eine Osteochondrosis dissecans der dorsalen Gelenkfläche beobachtet, oft auch Deformierungen und sekundäre Arthrosen.

## 2.2 Spontane Nekrosen der Metatarsale-Köpfchen II bis V (Morbus Köhler II)

### Auftretensalter, Geschlechtsverteilung, Lokalisation

Heute wird das Krankheitsbild meist als Morbus Köhler II oder Köhler-Freibergsche Erkrankung bezeichnet. Diese aseptische Nekrose befällt meist eines, seltener zwei oder mehrere Metatarsaleköpfchen. Am häufigsten wird Metatarsale II, seltener der 3. und nur ausnahmsweise der 4., 5. oder 1. Strahl befallen (*Bragard* 1925, *Steller* 1943,

*Smillie* 1957, *Denis* 1965, *Albrecht* und *Hertel* 1968, *Gauthier* und *Elbaz* 1979). Dies entspricht etwa der Verteilung der Ermüdungsfrakturen an den Mittelfußknochen (*Devas* 1975).

In den größeren Übersichtsarbeiten wird die Auftretenshäufigkeit am Metatarsale II zwischen 60 % (*Denis* 1965) und 88 % (*Albrecht* und *Hertel* 1968) angegeben.

Übereinstimmend wird das Auftreten beim weiblichen Geschlecht mit 66 % (*Bragard* 1924) und 92 % (*Fromme* 1922) häufiger beobachtet.

Deutliche Unterschiede finden sich bezüglich Auftretensalter der Erkrankung. In der Zusammenstellung von *Albrecht* und *Hertel* (1968) sind mehr als 50 % der Patienten bei Diagnosestellung über 20 Jahre alt, während andere Autoren das floride Stadium zwischen 10. und 15. (*Güntz* 1945), 13 und 18 Jahren (*Köster* 1970) beobachten. *Bragard* (1924) schränkte das Auftreten florider Erkrankungen auf den Zeitraum zwischen 12. und 20. Lebensjahr ein.

Somit herrscht Einigkeit darüber, daß es sich um eine Erkrankung des Jugendlichen handelt. Später diagnostizierte Fälle sind meist arthrotische Folgezustände oder symptomatische Nekrosen, beispielsweise verursacht durch Traumen oder Entzündungen. Ein Fall mit Auftreten eines floriden Stadiums im Erwachsenenalter ist uns aus der Literatur nicht bekannt und konnte auch im eigenen Krankengut nur einmal dokumentiert werden.

### Anamnese

Hinweise auf familiär gehäuftes Vorkommen sind selten, nur *Bragard* (1924) berichtet über Fälle von Geschwistern, bei denen das gleiche Metatarsale desselben Fußes betroffen war. Zahlreiche Autoren weisen darauf hin, daß die Krankheit stumm oder unerkannt ablaufen und erst zufolge schmerzhafter Folgezustände diagnostiziert werden kann (*Denis* 1965, *Gardemin* 1932, *Güntz* 1945, *Mau* und *Mau* 1961, *Basler* 1983). Meist fehlen in diesen Literaturstellen Angaben darüber, ob es sich um Zufallsbefunde oder sekundäre Beschwerden bei abgelaufenem Morbus Köhler II handelte.

Der Beschwerdebeginn ist meist schleichend (*Axhausen* 1923, *Bragard* 1924), wird aber gelegentlich auch mit einem Trauma in Verbindung (*Denis* 1965) gebracht.

**Tabelle 1**  Osteonekrosen des 1. Mittelfußköpfchens (Literaturübersicht).

| Autor | Alter bei Diagnose | Geschlecht | Seiten-lokalisation | Trauma | Schmerz im Großzehengrundgelenk | Schmerz-Dauer | Röntgenbefund | Histologischer Befund |
|---|---|---|---|---|---|---|---|---|
| Axhausen, G. (1921) | 16 J. | ? | ? | ? | ? | ? | Für M. Köhler II typische Veränderungen | keilförmige Osteonekrose |
| Bragard, K. (1925) | 12 J. | m. | bds. | nein | ja | ? | unregelmäßige Köpfchenkontur, dorsale Impression | – |
| Kingreen, D. (1933) | 13 J. | w. | bds. | nein | ja | 2 Jahre | ovaläre Aufhellung und Randsklerose | – |
| Ribbing, S. (1935) | 24 J. | m. | bds. | nein | ja | Jahre | Abplattung beidseits, Konturdefekt mit Dissecat | – |
|  | 16 J. | m. | bds. | nein | ? | ? | Osteonekrose/Osteochondrose beidseits | – |
|  | 34 J. | w. | links | ja | ja | Jahre | Osteochondrosis dissecans/Arthrose | – |
| Breitenfelder, H. (1937) | 30 J. | w. | links | ja | ja | Jahre | hochgradige Zerstörung und Deformierung/Dissecat | – |
| Carrel, B. et al. (1940) | 38 J. | w. | links | nein | ja | 7 Monate | Osteochondrosis dissecans dorsal/Arthrose | Osteochondro-nekrose |
| Hohmann, G. (1951) | 35 J. | w. | links 1+2 | ja | ja DF↓ | ? | Osteonekrose Metatarsus-I-Köpfchen. St. n. M. Köhler II links | – |
| Konjetzny, G. E. (1952) | 11 J. | m. | rechts | nein | ja | 6 Monate | Abflachung, Konturunregelmäßigkeit | subchondrale ausgedehnte Osteonekrose, Gelenkknorpel intakt |
| Ravelli, A. (1952) | 17 J. | ? | rechts | ? | nein (Zufallsbefund) | – | Osteochondrosis dissecans | – |
| Schöneich, R. (1954) | 23 J. | ? | bds. | ja | ja | ? | Eindellung mit Randsklerose | – |
| Sinibaldi, P. (1957) | 27 J. | m. | bds. 1+2 | ja (rechts) | nein (Zufallsbefund) | – | Osteochondrosis dissecans I beidseits M. Köhler II beidseits | – |
| Odelberg-Johnson, O. (1960) | 24 J. | w. | bds. | nein | ? | ? | beidseits zentraler Kopfdefekt | – |
| Mau, H. (1971) | 7,5 J. | m. | bds. 1–5 | ja | ja DF↓ | ? | Osteochondrosis dissecans beidseits bei enchondraler Dysostose | – |
| Freund, D. (1980) | 28 J. | w. | bds. | nein | ja, bds. DF bds.↓ | ? | zentrale Eindellung und Sklerosesaum beidseits | – |

## Klinisches Bild

Die Erkrankung wird manifest durch Schmerzen um das befallene Mittelfußköpfchen sowie dorsal über dem Zehengrundgelenk durch Schuhdruck. Naturgemäß ist es meist unmöglich, die belastungsabhängig aufgetretenen Beschwerden von den Folgen einer tatsächlichen chronischen Überlastung zu unterscheiden. Oft werden geringfügige jahrelang bestehende Beschwerden erst im Erwachsenenalter manifest und derart störend, daß die Diagnose gestellt wird. Umgekehrt wird der Befund eines Morbus Köhler II vielfach auch zufällig erhoben (*Bragard* 1925, *Holst* und *Chandrikoff* 1927, *Brandes* und *Ruschenburg* 1939, *Hohmann* 1948). Signifikant gehäuft tritt die Erkrankung beim Spreizfuß und bei hypermobilem 1. Strahl (*Smillie* 1957) auf. Die Leistungsfähigkeit ist häufig erheblich eingeschränkt (*Axhausen* 1923). Ätiologisch und als Schmerzursache wird unzweckmäßiges Schuhwerk angeschuldigt (*Axhausen* 1923, *Breitenfelder* 1937, *Güntz* 1945, *Denis* 1965) und damit der bevorzugte Befall des weiblichen Geschlechts erklärt (*Axhausen* 1923). Anamnestisch angegebene Traumen sind nicht selten und lösen häufig die ersten Beschwerden aus (*Denis* 1965). Mehrheitlich jedoch ist der Beschwerdebeginn schleichend (*Axhausen* 1923, *Bragard* 1924). Bei Beanspruchung des Fußes ist die Schmerzlokalisation plantar, bei Schuhdruck auch dorsal lokalisiert. Selten werden auch starke und in den Unterschenkel ausstrahlende Schmerzen beobachtet (*Zarenko* 1929). Wichtiges klinisches Zeichen für das arthrotische Spätstadium ist der dorsal über dem Metatarsaleköpfchen palpable Osteophyt (*Axhausen* 1923, *Bragard* 1924, *Gardemin* 1932, *Güntz* 1945, *Denis* 1965).

## Radiologisches Bild

*Axhausen* (1923) hat aufgrund seiner umfassenden histologischen Untersuchungen eine Einteilung in fünf Stadien vorgenommen und diese in Beziehung zum radiologischen Verlauf gesetzt. Wie bei allen Osteonekrosen ist das Röntgenbild in der Frühphase des floriden Morbus Köhler II negativ, in den späteren Stadien jedoch für das Krankheitsstadium charakteristisch. *Axhausen* (1922, 1923) konnte nachweisen, daß der primäre Sitz der Osteonekrose epiphysär liegt, die von *Köhler* bedeutsam betrachteten metaphysären Veränderungen als sekundäre Reaktionen eingestuft werden müssen. *Gardemin* (1932) weist darauf hin, daß die Krankheit ein vorzeitiges

Verschwinden der Epiphysenfuge und damit eine Verkürzung des betroffenen Mittelfußknochens bewirken kann. *Bragard* (1925) hat die Stadieneinteilung von *Axhausen* für den praktischen Gebrauch auf drei Stadien reduziert (Tab. 2). Eine ausführliche Übersicht über das Krankheitsbild unter Betonung der radiologischen und histologischen Verlaufsformen findet sich auch bei *Pöschl* (1971).

**Tabelle 2** Stadieneinteilung (nach *Bragard:* Beitrag zur Malakopathie der Metatarsaleköpfchen. Z. orthop. Chir. 46 [1925] 49).

| | |
|---|---|
| Stadium I | Röntgenbild zuerst negativ, dann subchondraler Aufhellungsstreifen, Köpfchenabflachung |
| Stadium II | Verdichtungen und Aufhellungen, Fragmentation, Entrundung und unregelmäßige Begrenzung, Eindellung, Kopfverbreiterung, Epiphysenfuge kann vorzeitig verschwinden, periostale Auflagerung am Schaft |
| Stadium III | Ausheilung mit Deformierung, Struktur normalisiert, arthrotische Veränderungen mit Randwülsten, Randosteophyten an der Grundphalanx |

## 2.3  Symptomatische Metatarsaleköpfchen-Nekrosen

Eine übersichtliche Klassifikation von Hüftkopfnekrosen findet sich bei *Ficat* und *Arlet* (1980). Ein Teil der in Tab. 3 aufgelisteten Ursachen kann auch an den Metatarsaleköpfchen symptomatische Nekrosen erzeugen.

Zu den **bestrahlungsbedingten** und **kortisoninduzierten** treten als dritte Gruppe iatrogener Osteonekrosen die Metatarsus-I-Kopfnekrosen nach bestimmten grundgelenknahen Korrektureingriffen beim Hallux valgus.

Ätiologisch unbestritten sind **erhebliche Traumen.** Am Hüftgelenk ist mit dem Typ der Schenkelhalsfraktur die Schädigung kopfversorgender Gefäße und damit die Wahrscheinlichkeit einer Hüftkopfnekrose definiert. Metatarsaleköpfchen-Nekrosen traumatischen Ursprungs sind in der Literatur gelegentlich beschrieben (*Breitenfelder* 1937, *Hohmann* 1948, *Prager* 1968).

Metatarsaleköpfchen-Nekrosen als Folgen mechanischer und thermischer **Schädigungen durch elektrischen Strom** wurden von *Jellinek* (1931) und später *Kolar* (1981) ausführlich dargestellt.

Während der reaktiven Hyperämie **nach Erfrierungen** tritt Serum in das Gewebe aus. Dadurch kommt es zu einer intravasalen Konzentration korpuskulärer Blutelemente. Ischämische Schädigungen kommen durch Thrombenbildung zustande und können durch Sekundärinfekte kompliziert werden. Nach *Kolar* (1981) können Osteonekrosen bei Erfrierungen durch direkte Kälteeinwirkung sowie durch eine Störung der Knochenzirkulation auftreten.

Nach tiefen **Verbrennungen** sind Knochenumbaustörungen die Regel. Osteonekrosen können durch tiefreichende Verbrennungen direkt sowie indirekt über Gefäßschädigungen verursacht werden (*Kolar* 1981).

**Tabelle 3** Bekannte und vermutete Ursachen von Osteonekrosen (nach *Ficat, Arlet:* Ischemia and necroses of bone. William & Wilkes, Baltimore 1980).

| | |
|---|---|
| Ätiologie bekannt | erhebliches Trauma<br>Caisson-Krankheit<br>Sichelzell-Anämie<br>Bestrahlungsnekrosen<br>arterielle Ursache<br>  (nicht traumatisch) |
| Ätiologie vermutet | geringfügige Traumen<br>Kortkosteroidanwendung<br>Gicht und Hyperurikämie<br>venöse Ursachen<br>Dysplasien<br>Fettstoffwechselstörungen<br>Bindegewebserkrankungen<br>Osteoporose und Malazie |

Nekrosen größerer Knochensegmente nach **Frakturen** oder **Luxationen** sind meist beschränkt auf Skelettabschnitte mit leicht verletzlicher Blutversorgung und wenig zahlreichen arteriellen Anastomosen: Hüftkopf, Talus, Humeruskopf, Naviculare pedis und Lunatum (*Sweet* und *Madewell* 1981). An den reichlich versorgten Mittelfußköpfchen werden sie meist nur nach erheblichen Traumen beobachtet.

Die Literaturangaben über Femurkopfnekrosen bei gesicherter **Gicht und Hyperurikämie** haben im letzten Jahrzehnt in einem Maße zugenommen, daß eine Hyperurikämie heute zumindest als Risikofaktor für die Entstehung einer Knochennekrose betrachtet wird (*Hunder* et al. 1968, *Ficat* und *Arlet* 1980, *Reinhardt* 1980). Ätiopathogenetisch bleibt die Frage offen, ob die Gicht eine direkte Ursache der Nekrose oder lediglich ein begleitendes pathologisches Geschehen darstelle.

Osteonekrosen nach **retrokapitalen Osteotomien** am 1. Strahl wurden in der Literatur bis vor kurzem nicht beobachtet (*Holstein* und *Lewis* 1976, *Zhuber* und *Salzer* 1977, *Johnson* et al. 1979, *Glynn* et al. 1980, *Donovan* 1982, *Magerl* 1982, *Schnepp* et al. 1983, *Luba* und *Rosman* 1984, *Scranton* und *Zuckerman* 1984, *Das De* 1984). Immerhin berichten Autoren auch über negative Resultate (*Baciu* und *Sgarbura* 1969) bzw. über eine Einsteifung im Großzehengrundgelenk bei 43% von 54 operierten Patienten (*Kromann-Andersen* und *Frandsen* 1982), ohne jedoch Gründe für diese Beschwerden anzugeben. Auch *Scholder* (1982) äußert sich zufolge ungünstiger Resultate kritisch zu diesem Eingriff.

*Jaworek* (1973) hat die intraossäre arterielle Gefäßversorgung von Metatarsale I mittels Bariumsulfatinfusionen erneut dargestellt und auf mögliche Gefäßversorgungsstörungen durch Metatarsaleosteotomien nachgewiesen. *Mann* (1982) weist auf zahlreiche Komplikationen nach der retrokapitalen Chevron-Osteotomie hin, welche von geringgradigen Osteolysen über unterschiedlich stark ausgeprägte Zusammenbrüche bis zu vollständigem Verlust der Metatarsaleköpfchen durch avaskuläre Nekrosen führen. Nur bei *Horne* et al. (1984) werden an 9 von 66 osteotomierten Füßen leichte Osteonekrosezeichen ohne Einfluß auf das klinische Resultat vermerkt.

Bei retrokapitalen Osteotomien der lateralen Metatarsalia hingegen beobachtete *Helal* und *Greiß* (1984) an 508 Füßen bei 310 Patienten keine Köpfchennekrosen.

Das Auftreten von Osteolysen und/oder Osteonekrosen nach dem Einsetzen von Silastikimplantaten wird öfters beobachtet (*Keller* 1982). *Swanson* et al. (1979) fanden unter 165 einstieligen Silastikimplantaten nur einmal eine avaskuläre Nekrose des Metatarsalekopfes.

Als klassisches Beispiel langdauernder und starker Beanspruchung des Vorfußes gelten Tänzer, bei denen als Überlastungsfolgen an der Haut Fissuren, Hyperkeratosen und Clavi, an den Zehen auch Deformitäten, Onycholysen und subunguale Hämatome bekannt sind. Als Folge einer chronischen Vorfußüberlastung wird nicht selten eine Hypertrophie von Metatarsale II (gelegentlich auch Metatarsale I und III) beobachtet. *Sammarco* und *Miller* (1982) haben über Verkalkungen der Kollateralbänder an den Zehen sowie über Metatarsale- und Zehenermüdungsfrakturen und aseptische Köpfchennekrosen berichtet.

Unter 1600 Tanzschülern im Alter von 8–20 Jahren fand *Huwyler* (1983) nur zwei Fälle aseptischer Köpfchennekrosen von Metatarsale II. Berufsschüler im Tanz kommen naturgemäß beim Auftreten eines Morbus Köhlers II früh wegen Beschwerden in ärztliche Behandlung. Röntgenologische Veränderungen sind meist erst 2–3 Monate später feststellbar. Unter 214 Tänzern mit Fußproblemen fand *Huwyler* (1983) nur in zwei Fällen eine aseptische Knochennekrose am Köpfchen des Metatarsale II. Diese geringe Zahl führt der Autor auf die strenge Selektion bei der Ausbildung zum Tanzunterricht zurück: Schüler mit einem überlangen 2. Strahl (Metatarsale-Minusindex) werden nicht zur Ausbildung zugelassen.

# 3  Ätiologie und Pathogenese

Nach wechselnden Vorstellungen über die Natur der Knochennekrosen in den letzten zwei Jahrhunderten besagt der Begriff Osteonekrose heute generell, daß die zellulären Elemente des Knochens, des Knochenmarkes und zum Teil auch des Knorpels in einem mehr oder weniger umschriebenen Skelettabschnitt abgestorben sind (*Sweet* und *Madewell* 1981, *Willert* 1981). Fehlt dafür ein direktes auslösendes Moment – beispielsweise eine traumatische oder entzündliche Schädigung – so spricht man von spontanen oder primären Knochennekrosen (Osteonekrosen/Osteochondronekrosen). Als Synonyme werden die historischen Begriffe „aseptische" und „avaskuläre" Nekrosen verwendet. Üblicherweise gelten diese Begriffe für epiphysäre oder gelenknahe Nekroseherde, während die Bezeichnung Knocheninfakt für metaphysäre und diaphysäre Nekrosen reserviert bleibt.

In einem weitergefaßten Sinn könnte grundsätzlich jeder zerstörte Knochen als toter (= nekrotischer) Knochen definiert werden. Dann müßte jede osteoklastische Knochenerosion, jede entzündliche Resorption und jede Destruktion durch Tumorproliferation als Knochennekrose eingestuft werden.

Zur Begriffserklärung sei festgehalten, daß wir unter dem Begriff Knochennekrose in dieser Arbeit ischämisch bedingte Knochenschädigungen verstehen, jedoch mit *Willert* (1981) an den Metatarsaleköpfchen Veränderungen vom Typ der Osteochondrosis dissecans miteinbeziehen, obgleich osteochondrale Dissekate nicht notwendigerweise vollständig avital sein müssen (*Milgram* 1977).

Die neuere Literatur zeigt Übereinstimmung darin, daß ischämische Knochennekrosen – wie Infarkte in jedem anderen Organsystem – aus einer erheblichen Reduktion oder dem vollständigen Unterbruch der Blutversorgung im betroffenen Abschnitt resultieren (*Studer* 1959, *Rutishauser* et al. 1960, *Johnson* 1964, *Jacqueline* und *Rutishauser* 1971, *Johnson* und *Crothers* 1976, *Glimcher* und *Kenzora* 1979).

Die wichtigsten Hypothesen zur Ätiopathogenese der Metatarsaleköpfchen-Nekrosen seien aufgeführt: *Konjetzny* (1926) und *Novotny* (1937) machen übermäßige mechanische Beanspruchungen der Kollateralbänder verantwortlich für eine Schädigung der durch die Bandgruben eintretenden köpfchenversorgenden Gefäße. Mechanische Überlastungen halten auch *Bragard* (1925), *Gardemin* (1932), *Denis* (1965) und *Steinhäuser* (1978) für wahrscheinlich. *Rösner* und *Weil* (1925) halten den Umstand, daß die distalen Epiphysen der betroffenen Metatarsaleköpfchen einen abgeschlossenen Ernährungsbezirk bilden für ausschlaggebend in der Entstehung des Krankheitsbildes. Weitere ätiopathogenetische Hypothesen – *Axhausen* (1922): mykotische Embolien (*König* und *Rauch* 1924): Endarteriitis obliterans (*Breitenfelder* 1937): vaskuläre Spasmen – sind von historischem Interesse.

Von den meisten Autoren jedoch wird die chronische mechanische Überlastung für die Entstehung der Nekrosen verantwortlich gemacht (*Jaroschy* 1923, *Meier* 1927, *Zarenko* 1929, *Mau* und *Mau* 1961, *Prager* 1968, *Gauthier* 1974). Als Parallelvorgang wird die Entstehung der Ermüdungsfraktur gewertet (*Rösner* und *Weil* 1925, 1948, *Hohmann* 1948, *Smillie* 1957). *Gauthier* (1974) fand bei 30 von 34 Patienten Überlastungsfaktoren und mißt dem negativen Metatarsaleindex besondere Bedeutung zu. *Prager* (1968), *Steinhäuser* (1978) u. a. berichten über traumatisch entstandene Köpfchennekrosen. *Steinhäuser* (1978) vermutet einen knöchernen Seitenbandausriß als Verletzungsursache nutritiver Arterien.

Die ätiologische Annahme einer subchondralen Ermüdungsfraktur wird im aktuellen Schrifttum mit Ausnahme von *Smillie* (1957) sowie *Gauthier* und *Elbaz* (1979) kaum mehr vertreten. Einige Autoren (*Smillie* 1957, *Wellinger* 1976, *Willert* 1981) zählen die Erkrankung zur Osteochondrosis dissecans.

Zusammenfassend läßt sich sagen, daß die überwiegende Mehrheit der Autoren eine ischämische Ursache der Köpfchennekrose bejaht, daß die Pathogenese dieser Ischämie jedoch nach wie vor nicht sicher geklärt ist.

Hinsichtlich des **Entstehungsmechanismus** der Zirkulationsstörungen werden auch in der neueren Literatur verschiedene zum Teil kontroverse Theorien vertreten. Eine übersichtliche Zusammenstellung findet sich bei *Willert* (1981).

Knochennekrosen können in Verbindung mit zahlreichen Zuständen, Störungen und Erkrankungen auftreten (*Catto* 1976, *Schreiber* und *Zollinger* 1977). Obgleich spezifische Veränderungen mit von der Lokalisation und Ursache der Knochennekrose abhängen, sind morphologische und röntgenologische Befunde überall recht ähnlich.

Auch zur **Ätiopathogenese** der Metatarsale-I-Köpfchen-Nekrosen bestehen zahlreiche Hypothesen.

*Carrell* und *Childress* (1940) sowie *Ribbing* (1951) vermuten als Ursache der Osteochondrosis dissecans eine separate Knochenkernbildung (Pseudoepiphysen), *Bragard* (1925) eine endokrine Störungsursache, *Freund* (1980) eine multifaktorielle Genese bei konstitutionellen erblichen Faktoren, während *Breitenfelder* (1937) ein Trauma mit Schädigung der Kapselgefäße anschuldigt.

Den histologischen Nachweis für das Vorliegen von Osteonekrosen haben *Axhausen* (1921), *Carrel* und *Childress* (1940) und *Konjetzny* 1952 erbracht.

Zusammenhänge zwischen den beschriebenen Veränderungen und der Entwicklung zur Halluxrigidus-Arthrose werden von *Kingreen* (1933), *Ribbing* (1935), *Jack* (1940), *Mann* et al. (1979), *Klenerman* (1982), *Beguin* et al. (1984) postuliert. *McMaster* (1978) berichtet über neun Fälle von Hallux rigidus mit konstant zwischen Gelenkkuppe und dorsalem Gelenkrand lokalisierten Veränderungen. Der Autor vermutet, diese Herde seien durch Einstauchung der dorsalen Gelenklippe in die Gelenkfläche entstanden.

Auch *Goodfellow* (1966) beobachtete derartige Entwicklungen und hält die Osteochondrosis dissecans für die Hauptursache der Hallux-rigidus-Arthrose.

# 4 Histopathologie

Histologische Charakteristika der Osteonekrosen sind Verlust der Zellkernfärbbarkeit (leere Osteozytenhöhlen), Verquellung, Auflösung und Verwischung der Knochenmarkstrukturen (Abb. 1).

Unmittelbar nach dem Absterben des Knochengewebes – im Initialstadium der Nekrose – ist weder ein Umbau des Knochens, noch ein Transport von Kalksalzen über das Gefäßsystem möglich, da dieses seinen Anschluß an den Nekroseherd verloren hat. Die normale Architektur, Schattendichte und damit auch die Tragfähigkeit des betroffenen Skelettabschnitts bleiben vorerst erhalten (*Johnson* 1964, *Willert* 1981), Knochennekrosen sind im Frühstadium röntgenologisch nicht nachweisbar. Unspezifische Gelenkbeschwerden können deshalb das Vorliegen einer Osteonekrose im Frühstadium klinisch nur vermuten lassen.

Erst nach Wochen oder Monaten sind röntgenologische Veränderungen – Reaktionen im vitalen umgebenden Gewebe und sekundäre Veränderungen im Nekrosebezirk selbst – zu beobachten, Beschwerden und klinische Befunde bleiben noch unspezifisch.

Folgende Umgebungsreaktionen lassen im weiteren Verlauf das wichtigste Röntgencharakteristikum zutage treten: Eine Osteoporose als Lokalreaktion auf den Herd – perifokale Osteoporose – oder als Folge verminderter Beanspruchung – Inaktivitäts-Osteoporose – läßt den von der Demineralisation ausgeschlossenen Nekrosebezirk (Abb. 2) im Vergleich zur Umgebung als verdichtet erscheinen (*Bohr* 1973). Knochenneubildung in der Umgebung der Nekrose führt zur appositionellen Verbreiterung der Knochenbälkchen (Abb. 1) und damit zur Markrauminelengung, was sich im Röntgenbild als Verdichtung in Form einer Randsklerose darstellt (*Bobechko* und *Harris* 1960).

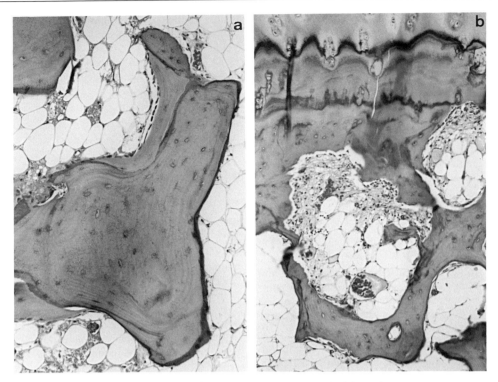

**Abb. 1 a,b**  Histologisches Präparat: Folgezustand einer Metatarsale-II-Köpfchennekrose.

**a**  Weitgehend nekrotischer Spongiosatrabekel mit neu gebildetem, appositionell angelagertem Knochen und deutlichem Osteoblastensaum. HE 115×.

**b**  Ausschnitt aus der Gelenkfläche mit gesteigerter Umbauaktivität und herdförmiger Markfibrose des Knochens. HE 80×.

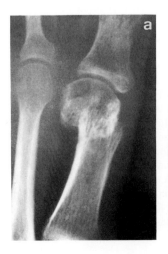
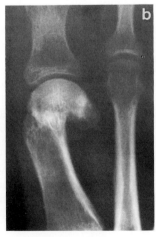

**Abb. 2 a,b**  Nekrose von Metatarsale-I-Köpfchen rechts 3 Monate nach retrokapitaler Osteotomie (b).

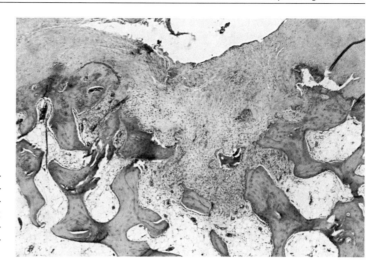

**Abb. 3** Histologisches Präparat: Morbus-Köhler-II von Metatarsaleköpfchen 2 links: Einbruchzone der Gelenkfläche mit Narbenbildung und osteoklastärer Resorption einzelner Knochenfragmente. HE 35×.

Werden abgestorbene Knochentrabekel weiterhin mechanisch beansprucht, so können Mikro- und später auch Makrofrakturen auftreten, die zur Zusammensinterung – im Röntgenbild umschriebene Verdichtungen – führen.

Bei der Revitalisierung der Nekrose kommt es über das Einwachsen von Gefäßen und Bindegewebe aus der Umgebung zum Ersatz nekrotischen Knochenmarks durch unterschiedlich zellreiches Fasermark und zur Knochenneubildung zufolge der Apposition von Lamellenknochen auf nekrotische Bälkchen (Abb. 1) sowie zur Bildung metaplastischen Geflechtknochens im Fasermark. Gleichzeitig findet – meist ohne Rücksicht auf die biomechanischen Tragbelastungsansprüche – eine Knochenresorption statt (Abb. 3). Diese Knochenumbauvorgänge setzen sich solange fort, bis die Nekroseherde beseitigt und die Trabekelstruktur wieder aufgebaut sind. Auch wenn ein Wiederaufbau einer tragfähigen Trabekelstruktur nicht zustande kommt, gehen die Knochenumbauvorgänge weiter. Röntgenologisch stellt sich dann ein Nebeneinander von Verdichtungs- und Aufhellungszonen dar.

Ein eindrückliches Merkmal der Osteonekrose ist die initiale Unversehrtheit der Knorpeloberfläche trotz angrenzender schwerer Knochenveränderungen. Dieser Befund – der sich radiologisch als erhaltener Gelenkspalt manifestiert – stützt die allgemein akzeptierte Meinung, daß der Gelenkknorpel beim Erwachsenen seine Ernährung überwiegend oder ganz aus der Gelenkflüssigkeit beziehe und unabhängig vom darunterliegenden Knochen sei. Nur wenn über dem Nekroseherd ein erheblicher Zusammenbruch der Gelenkfläche stattgefunden hat, führt die Inkongruenz der artikulierenden Gelenkabschnitte zu sekundären degenerativen Veränderungen.

Ein Zusammenbrechen der tragenden Knochenstrukturen im Nekrosebezirk kommt wahrscheinlich erst dann zustande, wenn nach Revaskularisation und Eintritt der Knochenumbauvorgänge das Trabekelwerk zufolge Resorption mechanisch erheblich geschwächt wurde (*Johnson* und *Crothers* 1976).

Grundsätzlich beweiskräftig dafür, ob eine Osteonekrose vorliegt oder nicht, ist die histomorphologische Gewebeuntersuchung. Sekundäre Veränderungen können auch nach traumatischen, entzündlichen, degenerativen sowie neoplastischen Prozessen beobachtet werden. Kompliziert wird die histologische Beurteilung auch dadurch, daß leere Osteozytenhöhlen und der Anfärbbarkeitsverlust des Knochenmarks nur bei frischem und schnell fixiertem Gewebe als Zeichen der Osteonekrose taxiert werden dürfen. Zu berücksichtigen ist auch der Umstand, daß es auch beim gesunden alten Knochen Bezirke mit leeren Osteozytenhöhlen gibt (*Frost* 1963). Unterschiedliche Entwicklungsstadien der Nekrosen können das histologische Bild zusätzlich komplizieren (*Studer* 1959). In späteren Stadien kann eine weitgehende Revaskularisation der Nekrose erfolgen; umgekehrt kann sich eine Nekrose auch dann ausdehnen, wenn Regenerationsvorgänge schon an verschiedenen Stellen beobachtet werden können (*Johnson* 1964).

Wie überall im Bereich von Nekroseherden können auch chondrale oder osteochondrale Fragmente – Dissekate (Abb. 47) – beobachtet werden (*Milgram* 1977).

# 5   Ossifikation der Metatarsalia

Das Vorfußskelett besteht aus den Metatarsalia (Abb. 4) und den Zehenphalangen. Die Mittelfußknochen haben Anteil an der Längs- sowie der vorderen Querwölbung des Fußes. Diese ist durch die Anordnung der Cuneiformia bestimmt und läßt sich in allen Querschnitten der Metatarsalregion finden. Morphologisch wird das Konzept einer Querwölbung durch die plantare Konkavität der Mittelfußknochen (Abb. 4) in der Längsrichtung und durch die relative Überlänge der mittleren Metatarsalia bestätigt (*Bojsen-Moller* 1982).

Alle Metatarsalia ossifizieren von einem primären diaphysären und einem sekundären epiphysären Zentrum aus. Der epiphysäre Kern liegt am 1. Strahl proximal, an den lateralen Mittelfußknochen distal der Diaphyse (Abb. 5). Gelegentliches Auftreten einer distalen Epiphyse auch am 1. Strahl haben *Gray* (1973) und *Sawtell* (1931) beobachtet. Weitere Entwicklungsvarianten und -Stö-

rungen der Ossifikation am Fuß haben *Roche* (1965) sowie *Köhler* und *Zimmer* (1982) u. a. zusammengetragen. Der diaphysäre Ossifikationskern manifestiert sich in der 8./9. Fetalwoche, die Epiphyse am 1. Strahl um das 3. Lebensjahr, diejenigen der lateralen Mittelfußknochen zwischen 3. und 4. Lebensjahr. Die Verschmelzung von Dia- und Epiphysen erfolgt gemäß *Gray* (1973) zwischen 17. und 20. Lebensjahr, entsprechend den Angaben von *Flecker* (1952) bei Mädchen zwischen 14. und 18., bei Knaben zwischen 16. und 18. Lebensjahr.

Hand und Fuß des Menschen haben trotz ähnlicher Entwicklungs- und Baumerkmale zufolge unterschiedlicher Funktionen beachtliche morphologische und funktionelle Unterschiede entstehen lassen (*Leboucq* 1886). Aufgabe des menschlichen Fußes ist es, neben seiner Stoßdämpfer- und Fortbewegungsfunktion eine stabile Standfläche sicherzustellen. Entsprechend ist die Bauweise des Fußes robuster und seine ossären Elemente sind unter sich weniger verschieblich als an der Hand.

# 6   Gefäßversorgung der Metatarsalia

Untersuchungen über die Blutversorgung der Metatarsalia finden sich in der Literatur bei *Anseroff* (1936), *Holst* und *Chandrikoff* (1927), *Lexer*

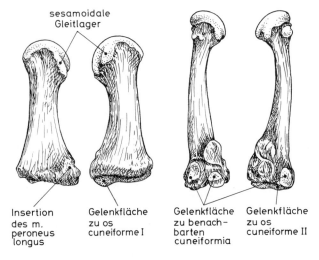

sesamoidale Gleitlager

Insertion des m. peroneus longus

Gelenkfläche zu os cuneiforme I

Gelenkfläche zu benach-barten cuneiformia

Gelenkfläche zu os cuneiforme II

**Abb. 4**   Os metatarsale I und II (Ansichten von medial und lateral).

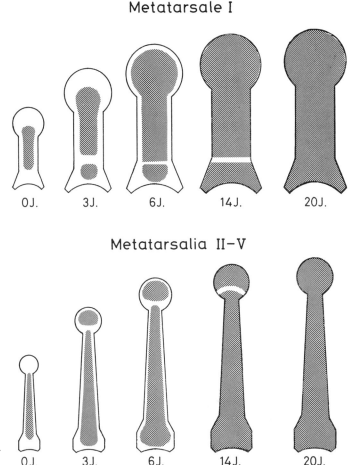

**Abb. 5**  Ossifikation der Metatarsalia I–V.

(1904), *Novotny* (1937) und *Zchakaja* (1932). Eine neuere Arbeit von *Jaworek* (1973) befaßt sich mit den Auswirkungen von Metatarsaleosteotomien auf die intraossäre Blutversorgung des Metatarsus-I-Köpfchens, wobei dem Autor die zitierten europäischen Arbeiten nicht bekannt waren.

*Zchakaja* (1932) gibt sorgfältige Untersuchungsresultate über die Entwicklung der Gefäßsysteme in den Metatarsalia auch während des Wachstums und vermittelt präzise Angaben über Lokalisation und Zahl der versorgenden Arterien (Abb. 6).

*Novotny* (1937) untersuchte an Injektionspräparaten die metatarsale Gefäßversorgung beim Erwachsenen. Seine Beobachtungen setzt er in Beziehung zur Genese des Morbus Köhler II. Er hält – auch gestützt auf *Konjetzny* (1926) – eine „Kreislaufstörung für den wichtigsten ursächlichen Faktor für das Zustandekommen der Köhlerschen Krankheit. Die Kreislaufstörung kommt dadurch zustande, daß durch abnorme Bewegungen oder Traumen die in den Kollateralbändern der Metatarsophalangeal-Gelenke verlaufenden Arterien geschädigt werden, wodurch die Blutversorgung der Metatarsalköpfchen aufgehoben ist und alle weiteren Zustandsbilder, die für die Köhlersche Krankheit charakteristisch sind, zur Ausbildung kommen."

Nach neueren Untersuchungen (*Anderson* 1960, *Vizkelety* und *Wouters* 1969, *Vizkelety* 1973) sind am Knochen periostale Lymphbahnen, jedoch keine intraossären Lymphgänge nachweisbar.

Der erste histologische Nachweis von Nervengewebe im Knochenmark stammt von *Gros* (1846), gut dokumentierte Beobachtungen wurden von *Variot* und *Remy* (1880) veröffentlicht.

## Metatarsale I

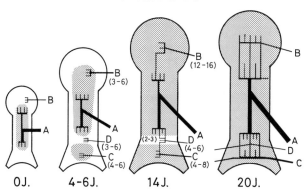

0 J.    4 – 6 J.    14 J.    20 J.

## Metatarsalia II – V

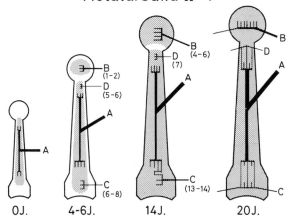

0 J.    4 – 6 J.    14 J.    20 J.

**Abb. 6**    Arterielle Versorgung der Metatarsaleknochen während des Wachstums.

Metatarsale I:
A = A. nutritia
B = Köpfchenarterien
C = epiphysäre Arterien
D = metaphysäre Arterien

Metatarsalia II–V:
A = A. nutritia
B = epiphysäre (Köpfchen-)Arterien
C = Arterien der Basis
D = metaphysäre Arterien

Angaben in Klammer: Anzahl der Versorgungsgefäße nach *Zchakaja* (1932).

# 7  Therapie der Metatarsaleköpfchen-Nekrosen

Die Mehrheit der Autoren empfiehlt für die floriden Fälle der Metatarsaleköpfchen-Nekrosen konservative Therapie. *Miller* et al. (1984) raten zu Ruhigstellung, *Mauclaire* (1934) zu Schonung und Apparateversorgung, *Köhler* (1920) und *Gardemin* (1932) zu retrokapital abstützenden Einlagen. *Mauclaire* (1934) weist auf eine erfolgreiche Ausmuldung der Sohle unter einem schmerzhaften 2. Metatarsaleköpfchen hin. Auch *Denis* (1965) hält eine Einlagenversorgung bei mäßigen Beschwerden für ausreichend und empfiehlt zusätzlich lokale Infiltration von Lokalanästhetika mit Steroidzusatz.

Operative Verfahren werden nur im therapieresistenten floriden Stadium und für arthrotische

schmerzhafte Folgezustände empfohlen. *Güntz* (1945) empfiehlt eine entlastende Drahtextension an der Zehe und eine Bohrung des Metatarsaleköpfchens zur rascheren Revaskularisierung, *Smillie* (1957) die Unterfütterung des eingesunkenen Dissekates durch eine Spongiosaplastik. *Axhausen* (1923) und andere Autoren um jene Zeit empfahlen die Köpfchenresektion, welche von *Gardemin* (1932) sowie *Brandes* und *Ruschenburg* (1939) wegen ungünstiger statischer Auswirkungen abgelehnt wurde. *Pozniakov* (1934) berichtet positiv über die Transplantation eines autologen tibialen Knochenstücks an die Stelle des resezierten Metatarsaleköpfchens. *Breitenfelder* (1937) schlägt die Grundphalanxdebasierung und Abtragung der Köpfchenexostosen vor und *C. Mau* (1940) empfiehlt eine Verkürzungsoperation der mittleren Metatarsalia durch Resektion an der Basis für therapieresistente

**Tabelle 4** Osteonekrosen des 1. Mittelfußköpfchens (eigenes Krankengut).

| Patienten-Nummer | Initialen | Lokalisation | Geschlecht | Alter bei Diagnose | Belastungsbeschwerden | Schmerzdauer M = Monate / J = Jahre | Schmerzlokalisation Zehengrundgelenk D = dorsal / P = plantar | Schwellung | Trauma | Chronische Überlastung | Druckdolenz Metatarsale-I-Köpfchen | Schwellung | Dorsalflexionseinschränkung | Plantarflexionseinschränkung | Spreizfußdeformität | Zentrale Osteolyse | Ausgedehnte Veränderungen | Köpfchenabflachung | Umgebungssklerose | Osteophytenbildung | Therapie Beobachtung = B Operation = Op | Dokumentation Abb. Nr. |
|---|---|---|---|---|---|---|---|---|---|---|---|---|---|---|---|---|---|---|---|---|---|---|
| 284861 | F.B. | re | m | 30 | + | J | D/P | | + | | + | | + | | + | + | | + | + | + | B | 57 |
| 195712 | B.J. | re | w | 42 | + | M | D/P | | | | + | | + | | | + | | + | | + | B | |
| 273553 | M.O. | li | w | 39 | + | J | D | | | | + | | + | | | | | + | + | + | B | 52 a–d |
| 259889 | T.N. | bds | w | 17 | + | J | D/P | + | | | + | | + | | + | + | | + | | | B | |
| 285220 | K.T. | re | m | 18 | + | J | D | | + | + | + | | | + | | + | | + | + | | B | |
| 250795 | S.I. | bds | w | 20 | + | J | D/P | | | | + | | + | + | | | + | + | + | + | Op | 55 |
| 285330 | W.A. | bds | w | 46 | + | J | D/P | | | | + | | + | | | + | | + | + | + | B | 56 |
| 284536 | B.M. | li | w | 37 | + | M | P | | | | + | + | + | | | + | | + | + | | B | |
| 265505 | B.T. | bds | m | 35 | + | M | D | + | + | + | + | + | + | | + | + | | + | | + | B | |
| 165748 | H.R. | bds | w | 43 | + | J | P | | | + | + | | + | | | + | | + | | + | B | 51 |
| 204441 | G.U. | bds | w | 40 | + | J | D | | + | + | + | | | + | | | | + | + | + | Op | 50 |
| 131118 | F.E. | bds | m | 77 | | | | | | | + | | + | | | + | | | +/– | | B | 52 e,f |
| 163833 | K.M. | bds | w | 25 | + | J | D | | | | + | | + | | | + | | | + | + | B | 52 g, h |
| 301732 | B.R. | re | w | 49 | + | J | D | + | | | + | | + | | | | | + | + | + | B | 53 |
| 170476 | B.C. | re | w | 46 | + | J | D | | + | | + | | + | | | + | | + | + | + | B | 58 a |
| 163275 | H.A. | li | m | 85 | + | M | D | | | | +/– | | + | | | | | + | + | | B | 58 b |
| 277742 | B.B. | re | m | 10 | + | J | D | | | | + | +/– | + | | | + | | + | + | +/– | B | 57 b,d,f |

Köhler-Fälle. Durch die völlige Entlastung des Köpfchens im floriden Krankheitsstadium soll die Möglichkeit zur ossären Restitution geschaffen werden.

*Bauermann* (1965) und *Gauthier* (1974), *Gauthier* und *Elbaz* (1979) empfehlen eine dorsale Keilosteotomie beim veralteten Morbus Köhler II, um dadurch ein nach dorsal gerichtetes Gleitlager wiederherzustellen und die eingeschränkte Dorsalflexion der Zehen wieder zu ermöglichen.

*Brandes* und *Ruschenburg* (1939) sowie *Konjetzny* (1952) berichten über gute Resultate nach Bakkenresektion des deformierten Metatarsaleköpfchens mit gleichzeitiger Grundphalanxdebasierung. *Lawton* (1979) führt eine Epiphysiodese mit dorsalem Umkehrspan durch und entfernt gleichzeitig nekrotisches Knochengewebe aus dem Metatarsaleköpfchen: Eine Gelenkzerstörung soll so vermieden werden. *Bordelon* (1977) und

*Miller* 1984 ersetzten das Grundgelenk durch ein Silastikimplantat, *Margo* (1967) führt eine Köpfchenmodellierung mit Grundphalanxdebasierung durch.

Zusammenfassend werden konservative Therapie im floriden Stadium und operative Maßnahmen bei Therapieresistenz in Frühfällen und zur Schmerzminderung bei arthrotischen Spätzuständen empfohlen.

Therapievorschläge zur Behandlung florider Osteochondronekrosen am 1. Köpfchen fehlen in der Literatur, wohl wegen der Seltenheit, Beschwerdearmut und langsamen Progredienz dieser Krankheit. *McMaster* (1978) führte in einigen Fällen einer Osteochondrosis dissecans eine Großzehengrundgelenk-Arthrodese durch. Im Spätstadium der schmerzhaften Hallux-Rigidus-Arthrose gelten die Therapiegrundsätze für dieses Leiden (*Helal* 1977 u. a.).

# B. Problemstellung und Zielsetzung

Über die typischen klinischen, radiologischen und histologischen Befunde und Verlaufsmerkmale des *Morbus Köhler II* herrscht in der neueren Literatur weitgehende Übereinstimmung. Hingegen wird die floride Erkrankung meist nicht oder ungenügend von den Folgezuständen abgegrenzt und entsprechende Langzeitbeobachtungen fehlen.

Bezüglich der **Pathogenese** ist sich die Mehrheit aller Autoren darin einig, daß es über eine zirkulatorische Versorgungsstörung zur Metatarsaleköpfchen-Nekrose kommt.

Unterschiedliche Meinungen bestehen jedoch darüber, auf welche **Weise** die Gefäßversorgungsstörung verursacht werde.

Spontane Osteonekrosen werden am Köpfchen des 1. Strahls sehr viel seltener als am 2. Strahl beobachtet (Tab. 1). Knochennekrosen an Metatarsale-I-Köpfchen zeigen häufiger Unterschiede in Lokalisation und Ausdehnung, während der Herd an den anderen Metatarsaleköpfchen meist dorsal gelegen ist.

Verschiedene Autoren vermuten, daß der kollateralbandnahe Verlauf der köpfchenversorgenden Arterien durch die größere mechanische Beanspruchung des 2. Strahls eine Gefährdung darstelle und allenfalls über Störungen der arteriellen Blutzufuhr das Auftreten von Köpfchennekrosen erklären könnte.

Vereinzelt wird in der neueren Literatur über Köpfchennekrosen als Komplikation von retrokapitalen Osteotomien und Silastikimplantationen berichtet. Dies haben wir auch im eigenen Krankengut beobachten können (Tab. 4). Diese Beobachtungen und Vermutungen ließen es für zweckmäßig erscheinen, die Gefäßversorgung der Zehengrundgelenke und Metatarsalia mit den heute verfeinerten Methoden neu zu untersuchen. Wir erhofften uns dadurch günstigenfalls neue Erklärungsmöglichkeiten für die Entstehungsweise sowie Ausdehnung und Lokalisation besagter Nekrosen.

Auch im eignen Krankengut konnten wir bei Patienten mit schmerzhafter Bewegungsein-

schränkung im Großzehengrundgelenk statt der vermuteten Hallux-rigidus-Arthrose gelegentlich

● eine Osteochondrosis dissecans oder
● unterschiedlich ausgedehnte Köpfchennekrosen

beobachten (Abb. 39–43). Eine gesonderte Behandlung dieser relativ seltenen Veränderungen scheint uns aus folgenden Gründen gerechtfertigt:

a) Das 1. Mittelfußköpfchen entsteht im Gegensatz zu den übrigen diaphysär, die Epiphyse ist proximal am Metatarsale I lokalisiert (Abb. 5).

b) Die Gefäßversorgung von Metatarsale I zeigt Unterschiede zu derjenigen der lateralen Metatarsaleköpfchen (Abb. 6).

c) Unterschiede zwischen den genannten Gelenken bestehen auch bezüglich der Gelenkgeometrie, Kinematik und Kinetik.

Im besonderen stellt sich die Frage nach den auf die Metatarsaleköpfchen einwirkenden Kräften. Wir wollten deshalb mögliche Beziehungen zwischen mechanischen Kräften und belastungsbedingten Einbrüchen in nekrotisch veränderten Zonen nachweisen und eine biomechanische Erklärung für die unterschiedliche Auftretenshäufigkeit von Köpfchennekrosen am 1. und 2. Strahl zu geben versuchen.

Durch die Analyse unseres Krankengutes an Hallux-rigidus-Fällen wollten wir günstigenfalls die Frage beantworten können, ob und allenfalls wie häufig Metatarsus-I-Kopfnekrosen für die Entstehung einer Hallux-rigidus-Arthrose verantwortlich sind.

Angesichts der zahlreichen Mitteilungen über das Auftreten **symptomatischer Nekrosen,** hauptsächlich am Hüftkopf und in Einzelfällen auch an Metatarsaleköpfchen stellte sich für uns die Frage, wie weit im eigenen orthopädischen Krankengut sekundäre Metatarsaleköpfchen-Nekrosen mit wahrscheinlicher oder gesicherter Ursache gefunden werden könnten.

Unsere Zielsetzung war es somit, entsprechende Risikogruppen in unserem Krankengut zu analysieren, um damit eine Trendaussage zur Inzidenz und dem Risiko einer Köpfchennekrose bei definierten Schädigungen am Vorfuß machen zu können.

Die unterschiedlichen Therapievorschläge in der Literatur basieren fast nur auf kleinen Kollektiven. Eine Langzeitstudie liegt von *Hoskinson* (1974) mit 12-Jahres-Resultaten über 28 konservativ und/oder operativ behandelte Patienten vor.

Wir wollten deshalb die Resultate konservativer und operativer Therapie nach floriden und abgelaufenen Köpfchenosteonekrosen im eigenen Krankengut anhand von Langzeitbeobachtungen überprüfen.

# C. Untersuchungsgut und Methodik

## 1 Krankengut der Klinik Balgrist

### 1.1 Übersicht

Im Archiv der Orthopädischen Universitätsklinik Balgrist finden sich die Unterlagen von 103 Patienten mit 115 betroffenen Metatarsaleköpfchen, bei denen die Diagnose einer juvenilen Köpfchenosteonekrose unter 18 Jahren gestellt wurde und welche somit als **florider Morbus Köhler II** eingestuft werden können.

Bei weiteren 95 Patienten mit 103 betroffenen Metatarsalia wurde die Diagnose eines **abgelaufenen Morbus Köhler II** gestellt, da bei diesen die Diagnose jenseits des 18. Lebensjahres gestellt wurde.

Die klinischen und röntgenologischen Daten dieser Patienten wurden ausgewertet und bei einem Teil beider Kollektive Langzeitkontrollen aufgrund standardisierter Nachkontrollschemata durchschnittlich 22 1/2 Jahre nach Diagnosestellung bei den floriden und 15 Jahre nach Diagnosestellung bei den spätdiagnostizierten Fällen von Morbus Köhler II vorgenommen.

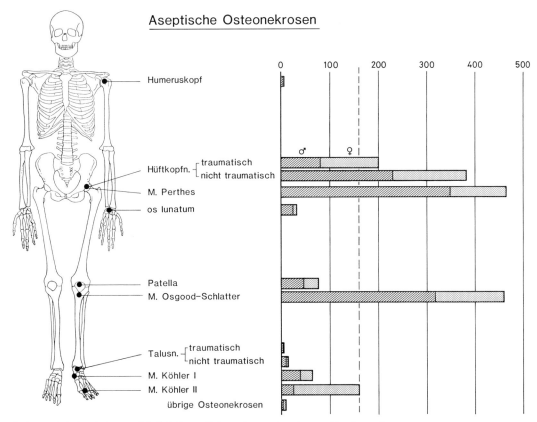

**Abb. 7** Relative Auftretenshäufigkeit von Osteonekrosen im eigenen Krankengut.

In unserem überwiegend orthopädischen Krankengut beträgt der Anteil der Fälle von Morbus Köhler II, bezogen auf das Gesamtgut an primären und sekundären Osteonekrosen, 8,5 % (Abb. 7).

Bezogen auf die Gesamtzahl idiopathischer Osteonekrosen im selben Zeitraum liegt der Anteil der Fälle von Morbus Köhler II bei 13,6 % (Tab. 5).

**Tabelle 5**    Idiopathische Osteonekrosen (eigenes Krankengut).

|  | Fälle | % |
|---|---|---|
| Humeruskopf | 8 | 0,7 |
| M. Perthes | 467 | 39,9 |
| Hüftkopfnekrose im Erwachsenenalter | 381 | 32,6 |
| Sinding-Larsen-Johannson | 77 | 6,6 |
| Talus | 14 | 1,2 |
| M. Köhler I | 63 | 5,4 |
| M. Köhler II | 159 | 13,6 |
|  | 1169 | 100,0 |

**Tabelle 6**    Ursachen symptomatischer Metatarsaleköpfchennekrosen.

| Ursachen | Patientenzahl | Köpfchennekrosen | Häufigkeit in % |
|---|---|---|---|
| **posttraumatisch:** | | | |
| Metatarsalefrakturen | 272 | 5 | 1,8 |
| schwere Weichteilschädigungen am Vorfuß | 25 | 1 | 4 |
| Elektroverletzungen | 1 | 1 | |
| Verbrennungen | 13 | 0 | 0 |
| Erfrierungen | 8 | 0 | 0 |
|  | 319 | 7 | 2,2 |
| **postoperativ:** | | | |
| retrokapitale M-I-Osteotomien | 139 | 6 | 4,3 |
| Großzehensilastikimplantate | 34 | 6 | 17,6 |
| retrokapitale M-II-V-Osteotomien | 97 | 0 | 0 |
|  | 270 | 12 | 4,4 |
| Hämochromatose | | 1 | |
| Arthritis urica | | 2 | |
|  | | 3 | |
| Total: | | 22 | |

Vereinzelte Beobachtungen von spontanen Metatarsale-I-Kopfnekrosen haben uns veranlaßt, systematisch die Unterlagen von 455 Patienten mit Hallux rigidus bezüglich ihrer klinischen und röntgenologischen Verläufe zu analysieren. Zusätzlich haben wir die Unterlagen von 139 Patienten mit retrokapitalen Metatarsale-I-Osteotomien studiert und klinische und röntgenologische Nachkontrollen vorgenommen. Die Verläufe von 43 bei 34 Patienten eingesetzten Großzehen-Silastikimplantaten wurden im Rahmen einer Dissertation durch *Keller* (1982) ausgewertet. Ebenso haben wir die Akten und Röntgendossiers aller Patientengruppen mit traumatischen Vorfußschädigungen studiert, die das Auftreten einer Köpfchennekrose als möglich erscheinen lassen (Tab. 6). Aus diesen Untersuchungen resultierte ein Krankengut von 22 Fällen symptomatischer Köpfchennekrosen.

Notwendige Nachkontrollen wurden durch den Autor oder im Rahmen von Dissertationen und Einzelarbeiten durchgeführt. Voraussetzung für die zum Teil über 50jährigen Langzeitverläufe sind die seit Gründung der Klinik Balgrist 1912 lückenlos und mit Originaldokumenten geführten Bild-, Röntgen- und Krankengeschichtenarchive.

Da in der Literatur zahlreiche Arbeiten über die histologischen Befunde bei Metatarsaleköpfchennekrosen existieren und seit den systematischen Arbeiten von *Axhausen* (1922, 1923) auch die histologischen Verläufe bekannt und unbestritten geblieben sind, konnten wir uns bei unseren histologischen Untersuchungen auf die Fälle beschränken, bei denen ein operatives Vorgehen indiziert war oder diagnostische Zweifel beseitigt werden mußten.

**Tabelle 7**    Ätiologie und Lokalisation der Metatarsaleköpfchennekrosen im Krankengut der Klinik Balgrist.

| Typus | Lokalisation (Metatarsalia) | | | | | |
|---|---|---|---|---|---|---|
| | I | II | III | IV | V | |
| **spontan:** | | | | | | |
| floride Fälle | 2 | 87 | 26 | 2 | – | |
| Folgezustände | 23 | 88 | 13 | 2 | – | 243 |
| **symptomatisch:** | | | | | | |
| posttraumatisch | 2 | 2 | 1 | 1 | 1 | |
| postoperativ | 12 | – | – | – | – | |
| metabolische Erkrankung | 2 | – | – | – | 1 | 22 |
| | 41 | 177 | 40 | 5 | 2 | |
| | 265 (236 Patienten) | | | | | |

Eine Übersicht über das Krankengut unserer Klinik gibt Tab. 7: Die symptomatischen Erkrankungen machen nur knapp 1/10 der Fälle unseres
orthopädischen Krankenguts aus, welches naturgemäß auch einen Anteil an posttraumatischen
Fällen aufweist.

## 1.2   Spontane Metatarsale-I-Köpfchen-Nekrosen

Es wurden die Krankengeschichten und Röntgendossiers von 455 Patienten studiert, bei denen in
den letzten 40 Jahren die Diagnose eines Hallux
rigidus gestellt worden war. In dieser Zahl sind
Hallux-rigidus-Arthrosen bekannter Ätiologie –
z. B. bei chronischer Gichtarthropathie oder
nach adäquatem Trauma – nicht enthalten. Bei
der Mehrzahl dieser Fälle wurde die klinische
und/oder röntgenologische Diagnose erst im Stadium einer fortgeschrittenen Arthrose mit charakteristischer Einsteifung und Plantarflexionskontraktur im Großzehengrundgelenk gestellt. Beobachtungen über einen längeren Zeitraum waren
uns deshalb nur vereinzelt möglich. Nur in verhältnismäßig wenig Fällen konnten wir aufgrund
typischer klinischer und röntgenologischer
Befunde und Verläufe die Diagnose einer Meta-
tarsus-I-Kopf-Nekrose stellen und in Einzelfällen
histologisch nachweisen (Tab. 1).

## 1.3   Spontane Nekrosen der Metatarsaleköpfchen II bis V
(Morbus Köhler II)

Ausgewertet wurden die Krankengeschichten
und Röntgenbilder von 103 Patienten mit 115 Fällen von floridem Morbus Köhler II sowie von 95
Patienten mit 103 Folgezuständen nach Morbus
Köhler II.

Erst im Laufe dieser Arbeit hat sich gezeigt, daß
auch im Erwachsenenalter spontane Köpfchenosteonekrosen auftreten können (Abb. 47, 48), so
daß genannte Einteilung als eine zweckdienliche
Vereinfachung eingestuft werden muß.

Von den floriden juvenilen Metatarsaleköpfchen-
nekrosen wurden 20 Patienten durchschnittlich
22,5 Jahre nach Diagnosestellung nachkontrolliert. Von den Folgezuständen nach Morbus Köhler II wurden 39 Patienten mit 41 betroffenen
Metatarsaleköpfchen durchschnittlich 15 Jahre
(5–56 Jahre) nach Diagnosestellung untersucht.
Die Auswertung aller Krankengeschichten, Röntgenbilder und die klinische und radiologische
Nachkontrolle erfolgte nach einem einheitlichen
Nachkontrollschema.

Bei all diesen retrospektiven Erhebungen muß
einschränkend gesagt sein, daß ihre Aussagen
wegen der oft unvollständigen Krankengeschich-
teneinträge nur im positiven Sinn aussagekräftig
sind.

Aus unserem Krankengut wurden zwei Patientenkollektive nach den in Abb. 77 und 78 aufgelisteten Kriterien bezüglich des Therapieerfolgs ausgewertet. Wir beschränken uns dabei auf Resultate von Langzeitverläufen, die wir im Durchschnitt nach 22,5 Jahren bei 20 floriden und nach
15 Jahren bei 39 Patienten (41 Füße) mit Folgezuständen beobachten konnten.

## 1.4   Symptomatische Metatarsaleköpfchen-Nekrosen

Auf der Basis früherer Nachuntersuchungen nach
Hohmann-Osteotomien (*Weber* 1975, *Wiasmiti-
now* und *Zollinger* 1979) haben wir die Krankengeschichten und Röntgenverläufe von 139 Patienten (5 Männer, 134 Frauen), bei denen an unserer
Klinik zwischen 1944 und 1983 eine retrokapitale
Metatarsale-I-Osteotomie vorgenommen worden
war, studiert und teilweise Langzeituntersuchun-

gen durchgeführt. Alle erreichbaren Patienten, bei denen in den Jahren 1974–1979 ein Großzehen-Silastikimplantat eingesetzt worden war, wurden im Rahmen einer Dissertation (*Keller* 1982) nachkontrolliert und röntgenologisch dokumentiert.

Ebenso wurden Krankengeschichten und Röntgenverläufe von 97 Patienten analysiert, bei denen in den Jahren 1973–1983 retrokapitale Metatarsaleosteotomien II–V durchgeführt worden waren.

Schließlich wurden die Röntgenbilder von Patientenkollektiven mit traumatischer Vorfußschädigung (Tab. 6) gesichtet, welche gefährdet schienen bezüglich des Auftretens von Metatarsaleköpfchennekrosen.

# 2 Untersuchungen zur Anatomie und Biomechanik der Zehengrundgelenke

Untersuchungsgut und Methodik werden in Kapitel D 2.1 beschrieben.

# 3 Untersuchungen zur Gefäßanatomie der Metatarsalia

Untersuchungsgut und Methodik werden in Kapitel D 2.2 beschrieben.

# D. Resultate

## 1 Epidemiologie

### 1.1 Auftretenshäufigkeit

Präzise Angaben über die Auftretenshäufigkeit von Osteonekrosen liegen vor über Patientenkollektive mit Organtransplantationen (*Cruess* et al. 1968, *Binswanger* et al. 1971, *Schreiber* und *Zollinger* 1977, *Bradford* et al. 1984) und über definierte Gruppen von Tauchern (*Ohta* und *Matsunaga* 1974, *Hauteville* 1976, *Kawashima* 1976). Beiden Patientengruppen ist gemeinsam, daß das bekannte Osteonekroserisiko prospektive Studien in einem mehr oder weniger homogenen Krankengut ermöglicht.

Auch zur regionalen Auftretenshäufigkeit des Morbus Perthes sind uns Untersuchungen von *Barker* et al. (1978) und *Holl* et al. (1983) bekannt.

Vergleichbar präzise Angaben zur Auftretenshäufigkeit von Metatarsaleköpfchennekrosen konnten wir in der Literatur nicht finden.

Eine Übersicht über die relative Auftretenshäufigkeit von aseptischen Knochennekrosen im eigenen Krankengut gibt Abb. 7.

Eine Übersicht über die Auftretenshäufigkeit symptomatischer Metatarsaleköpfchennekrosen in unserem Krankengut, aufgeschlüsselt nach Gefährdungsgruppen, gibt Tab. 6.

### 1.2 Lokalisation, Geschlechtsverteilung, Alter bei Diagnosestellung

In unserem Krankengut konnten wir 17 Patienten eruieren, bei denen sich klinisch und radiologisch eine ein- oder beidseitige Osteonekrose und/oder Osteochondrosis dissecans von Metatarsale-I-Köpfchen beobachten ließ (Tab. 4). Die Diagnose wurde im 2. bis 8. Dezennium gestellt. Nur in drei Fällen wurde die Diagnose vor Wachstumsabschluß gestellt. Sicher ist, daß bei mindestens fünf Patienten die Veränderungen deutlich nach

Wachstumsabschluß eingesetzt haben. Das Durchschnittsalter beträgt 38,7 Jahre (10–85 Jahre). Wie beim Morbus Köhler II der lateralen Metatarsaleköpfchen überwiegt das weibliche Geschlecht in unserem Krankengut im Verhältnis 2:1.

Eine Übersicht über die Häufigkeit der verschiedenen Formen von Metatarsaleköpfchen-Nekrosen gibt Tab. 7.

Die Erhebungen bei Diagnosestellung (Patientenalter, Geschlechtverteilung) für floride Fälle und Spätzustände sind in Abb. 44 zusammengefaßt. Das Durchschnittsalter zum Zeitpunkt der Diagnosestellung betrug für die floriden Fälle 14, für die Folgezustände 36 Jahre. Bei recht vielen Patienten wurde die Diagnose erst in höherem Alter gestellt. Offenbar können nicht nur floride Erkrankungen, sondern auch Folgezustände lange oder dauernd unerkannt bleiben.

Bei etwas mehr als der Hälfte der Fälle wurde die Erkrankung vor dem 18. Lebensjahr und damit definitionsgemäß im floriden Stadium erfaßt.

Wir hatten das Glück, in einem Fall das spontane Auftreten einer Metatarsale-II-Köpfchennekrose – also eine primäre floride Erkrankung nach Wachstumsabschluß – bei einer 58jährigen Patientin beobachten und dokumentieren zu können (Abb. 47, 48). Eine derartige Beobachtung ist in der Literatur bisher nicht beschrieben.

## 2 Zur Ätiologie und Pathogenese

### 2.1 Untersuchungen zur Anatomie und Biomechanik der Zehengrundgelenke

#### 2.1.1 Einleitung

Die röntgenologisch sichtbaren ossären Struktur- und Konturveränderungen der Metatarsaleköpfchen beim Morbus Köhler II werfen die Frage auf, ob und allenfalls welche mechanischen Kräfte bei der Genese dieser Veränderungen eine Rolle spielen. „Umwandlungen der inneren Architektur und ebenso bestimmte sekundäre Umwandlungen der äußeren Form der betreffenden Knochen" als Folge ihrer „Inanspruchnahme" sind seit *J. Wolff* (1892) allgemein bekannt.

Es mag vorerst erstaunen, daß eine mechanische Ursache für die Entstehung von sehr begrenzten knöchernen Veränderungen gesucht wird, die sich primär unterhalb der Knochenoberfläche manifestieren.

Solche Phänomene sind auf dem Gebiet des Maschinenbaus bekannt als „Pitting" oder „Grübchenbildung": eine Ermüdungserscheinung infolge Belastung bei der Berührung zweier Körper. Diese Art Belastung ist in Abb. 8 verdeutlicht, die auf fotoelastischem Weg zu erkennen gibt, daß die größte Schubbeanspruchung stets etwas unterhalb der Oberfläche einer Walze vorkommt, welche unter örtlicher, radialer Druckbelastung steht. Damit stellt sich die Frage nach den auf die Metatarsaleköpfchen einwirkenden Kräften. Eine Antwort auf diese Frage könnte Hinweise geben auf mögliche – durch die Einwirkung mechanischer Kräfte bedingte – primäre Destruktionsvorgänge sowie belastungsbedingte Einbrüche in nekrotisch veränderten Zonen. Ebenso könnte möglicherweise das Phänomen der unterschiedlichen Auftretenshäufigkeit von Köpfchennekrosen am 1. und 2. Strahl erklärt werden. Um die mögliche Bedeutung biomechanischer Faktoren in der Entstehung und

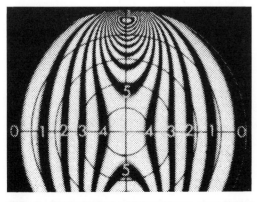

**Abb. 8** Photoelastische Untersuchung einer Walze unter örtlicher radialer Druckbelastung.

Weiterentwicklung der beobachteten Veränderungen beurteilen zu können, sind genaue Kenntnisse der einwirkenden Kräfte in den MP-Gelenken erforderlich. Unsere Literaturrecherchen lieferten keine zur Beantwortung unserer Fragen geeigneten Angaben im Bereiche des Vorfußes. Über die funktionelle Bedeutung verschiedener Strukturen am Fuß besteht Unklarheit und Uneinigkeit. Auch die anatomischen Beschreibungen der für unseren Zweck bedeutsamen Sehnen-, Kapsel- und Seitenbandstrukturen sind oft unbefriedigend und machen daher eigene Untersuchungen unumgänglich.

### 2.1.2 Literaturübersicht

Die Funktion des Fußes steht in direktem Zusammenhang mit dem Gehvorgang. Bereits 1685 hat *Giovanni Borelli* sich mit diesem befaßt und als erster die Wirkung der Schwerkraft auf den menschlichen Körper beim Gehen erkannt. Er beschrieb den Gehvorgang als eine Verlagerung des Körperschwerpunkts soweit nach vorne, bis er außerhalb der Abstützfläche fällt, wobei das Gleichgewicht durch ein unmittelbar in Bewegung gesetztes Bein wieder hergestellt wird. Aus seiner bedeutenden Arbeit „De Motu Animalum" (1685) ist Abb. 9 entnommen. *Borelli*, der die Bedeutung der Bodenkontaktfläche des Fußes in Zusammenhang mit der Lage des Körperschwerpunktes genauestens erkannte (Fig. 8, 32, 23 und 24 der Abb. 9) mußte die buchstäblich „hervorragende" Rolle der Zehen diesbezüglich auch erkannt haben. Aber erst nachdem die Kinematographie als geeignetes Werkzeug für die Analyse von Bewegung, d. h. die Bestimmung von Geschwindigkeit und Beschleunigung zur Verfügung stand, wurde durch *Braune* und *Fischer* (1895) erstmals eine quantitative Analyse des menschlichen Ganges durchgeführt. Im sechsten Teil seines klassischen Werkes leitet *Fischer* (1904) die Kräfte ab, die unter anderem im oberen Sprunggelenk auftreten. Eine Möglichkeit zur meßtechnischen Erfassung der dynamischen Kräfte zwischen Fuß und Boden bestand zu jener Zeit nicht.

Trotz *Fischers* genauer Analyse des menschlichen Ganges und der Fußfunktion während des Gehens, blieben Einzelheiten über Bewegungen innerhalb des Fußes ungeklärt. Auch die Belastungsverteilung unter der Fußsohle bzw. unter den Zehenkuppen und den Metatarsaleköpfchen blieb unbekannt. *Elftman* (1934) gelang erstmals

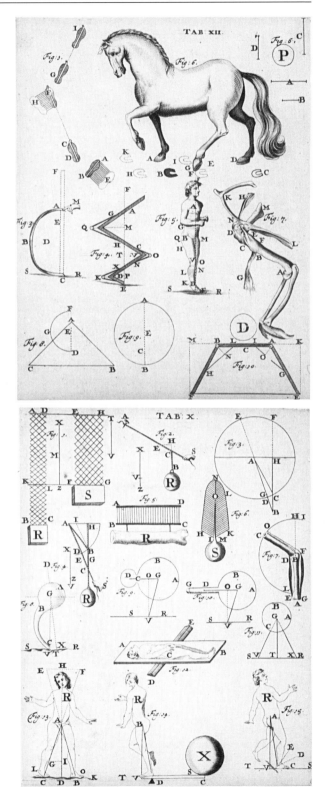

**Abb. 9** Darstellung der Mechanik des menschlichen Ganges (aus *Borelli:* De Motu Animalum 1685).

die quantitative Erfassung der dynamischen Kräfte, die zwischen Fuß und Boden auftreten.

Er filmte die Abplattung des Pyramidenprofils einer Gummimatte, die mittels Fußdruck gegen eine Glasplatte gepreßt wurde. *Morton* (1935) benützte zum selben Zweck ein mit Tinte getränktes Gewebe, das zwischen eine Gummiplatte mit gewelltem Profil und Papier gelegt war. Anhand der resultierenden Fußabdrücke konnte er zufolge anomaler Druckverteilung unter dem Vorfuß auftretende Beschwerden erklären. Präzisere meßtechnische Methoden mit hoher Auflösung wurden erst während des letzten Jahrzehnts eingesetzt, obgleich *Schwartz* und *Heath* bereits 1947 eine elektrische piezometrische Methode entwickelt hatten. Mit dieser konnten Kräfte in bestimmten Abschnitten der Fußsohle selektiv und in Abhängigkeit der Zeit aufgezeichnet werden (*Stott* et al. 1973, *Arcan* und *Brull* 1976, *Chodera* und *Lord* 1978, *Betts* und *Duckworth* 1978, *Cavanagh* und *Michiyoshi* 1980, *Simkin* und *Stokes* 1982, *Diebschlag* 1982, *Duckworth* et al. (1982) u. a. Soweit uns bekannt ist, hat einzig *Stokes* et al. (1979) versucht, die Kräfte in den Metatarsophalangeal-Gelenken zu ermitteln. Uns scheint aber ihre Untersuchungsmethode derart vereinfacht zu sein, daß wir eine genauere Untersuchung für notwendig hielten.

## 2.1.3 Problemstellung und Zielsetzung

Trotz dieser zahlreichen über die Kraft- bzw. Druckverteilung der Fußsohle des Menschen bereits vorliegenden Untersuchungen konnten wir keine befriedigende Antwort auf unsere Frage nach der maximal auftretenden Kraft in den Metatarsophalangeal-Gelenken oder auch nur unter den Metatarsaleköpfchen und Zehenkuppen des 1. und 2. Strahls finden. Um die Beanspruchung der MP-Gelenke zu klären, haben wir folgende Untersuchungen durchgeführt:

a) Ganguntersuchungen mit Messung von Kräften unter den MP-Gelenken und unter den Zehenkuppen,

b) eine anatomische Studie betreffend die Anordnung des Kapsel-Bandapparats sowie auch der gelenküberschreitenden Strukturen am 1. und 2. Strahl,

c) Untersuchungen zur Geometrie der Gelenkköpfchen und -pfannen,

d) Berechnung der Kräfte in den MP-Gelenken des 1. und 2. Strahls,

e) Ermittlung der Beanspruchung in den Knochen der Metatarsaleköpfchen unter einer konzentrierten Krafteinwirkung.

## 2.1.4 Ganguntersuchungen

### 2.1.4.1 Messung von Kräften unter den MP-Gelenken und unter den Zehenkuppen

Für eine Beurteilung der Belastung in den MP-Gelenken sind Angaben über die maximal auftretende Kraft sowohl unter den Zehenkuppen, wie auch direkt unter den Metatarsaleköpfchen notwendig. Die Kräfte in den MP-Gelenken könnten dann aus der Kenntnis der äußeren Reaktionskräfte unter Berücksichtigung der anatomischen Gegebenheiten abgeleitet werden. Die plantar auf den 1. und 2. Strahl einwirkenden Kräfte wurden durch Kraftmeßelemente – sogenannte „Kraftmeßgeber" – erfaßt. Vier solche Meßeinheiten wurden auf dem Dehnungsmeßprinzip erstellt. Die Meßgeber reagierten allein auf plantaren Druck, d. h. sie waren unempfindlich auf eine eventuell vorhandene transversale Komponente der eingeleiteten Kraft. Auch exzentrisch einwirkende Druckkräfte beeinflußten das Meßergebnis nicht. Die Meßgeber wurden in einer speziell angefertigten Korksandale so eingelassen, daß sie unter die Metatarsaleköpfchen und die Zehenkuppen des 1. und 2. Strahls zu liegen kamen (Abb. 10). Die Sandalen waren biegesteif, so daß während der Plantarkraftmessung praktisch keine Dorsalflexion in den Grundgelenken erfolgte. Dank einer an der Sandale angebrachten Abrollrampe war das Gehgefühl trotzdem ungestört.

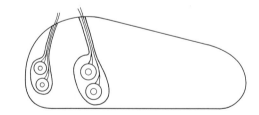

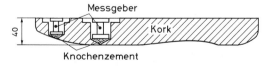

**Abb. 10**    Kraftmeßgeber in der rechten Korksandale.

Bedeutsam für uns waren ausschließlich die maximal auf Zehenkuppen und Metatarsaleköpfchen einwirkenden Kräfte ungeachtet der Relativposition der Zehen zu den Mittelfußknochen. Deshalb war der Umstand, daß die Zehen in den Grundgelenken nicht dorsalflektiert wurden, in dieser Versuchungsanordnung nicht relevant.

Die vier zur Kraft proportionalen elektrischen Signale wurden mit einem Lichtstrahloszillographen aufgezeichnet. Das jeweilige Verhältnis zwischen Kraft und Aufzeichnungsamplitude wurde durch Kalibrierung mittels einer Materialprüfungsmaschine bestimmt.

Die Untersuchungen zur Ermittlung der Plantarkräfte im Vorfuß wurden bei Gehgeschwindigkeiten von 30, 40 und 50 m/min. an fünf Probanden durchgeführt.

### 2.1.4.2 Resultate der Ganguntersuchung

Die Aufzeichnungen der Plantarkräfte am Vorfuß waren wohl charakteristisch für jeden Probanden, aber die Streuung der Meßwerte, selbst bei unmittelbar aufeinanderfolgenden Schritten, macht eine eindeutige Aussage über Größe und Verlauf der vier gemessenen Kräfte nicht möglich. Dieselbe Feststellung machten auch *Morton* (1935) und *Schwartz* et al. (1964). Die ausgezogene Kurve (Abb. 11) stellt die Mittelwerte der Meßresultate von vier der fünf Probanden dar. Die Streuung der Meßwerte ist durch die schraffierte Fläche gezeigt. Eine direkte Proportionalität zwischen Gehgeschwindigkeit und gemessener Kraft ist feststellbar, auf ihre Ermittlung wurde angesichts der Streubreite aber verzichtet.

Alle Probanden zeigten zwei Verlaufsmuster (Abb. 11). Obwohl bei jedem Probanden eine gewisse Dominanz einer der zwei Verlaufsarten beobachtet werden kann, scheint keine Gesetzmäßigkeit in ihrem Auftreten zu bestehen.

In einem Fall (Proband 5) wichen die Aufzeichnungen erheblich von denjenigen der restlichen vier ab. Die maximale Plantarkraft auf das MP-I-Gelenk betrug im Durchschnitt nur 18 %, auf der Großzehenkuppe 14 %, auf MP-II-Gelenk 15 %, dafür auf der Kuppe der 2. Zehe 8 % des Körpergewichts. Eine abgeschwächte Plantarkraft des 1. und 2. Strahls ist offensichtlich, weswegen die Beweglichkeit im Großzehengrundgelenk nachträglich geprüft und eine deutlich verminderte Beweglichkeit gegenüber derjenigen bei den anderen Probanden gefunden wurde.

Bei den übrigen vier Probanden haben die Durchschnittswerte im Verhältnis zum Körpergewicht sich folgendermaßen präsentiert:

35 % unter MP-I-Gelenk, 17 % unter der Großzehe, 30 % unter MP-II-Gelenk und 4 % unter der 2. Zehenkuppe.

Die maximal gemessenen Werte betrugen jedoch 50 % unter MP-I-Gelenk, 32 % unter der Großzehenkuppe, 53 % unter MP-II-Gelenk und 6 % unter der 2. Zehenkuppe.

### 2.1.5 Untersuchung zur Anordnung der gelenküberquerenden Strukturen und des Kapsel-Bandapparats der MP-Gelenke I und II

Die Ganguntersuchung hat gezeigt, daß ein beträchtlicher Anteil der gesamten, zwischen Boden und Vorfuß wirkenden Kraft durch die Zehenkuppen eingeleitet wird. Dies gilt in besonderem Maße für die Großzehe. Auch die in den MP-Gelenken während der 2. Abrollphase beobachteten komplexen Bewegungen machen eine nähere Untersuchung der an der Gelenksfunktion beteiligten Strukturen notwendig. Nur so können auch Größe und Richtung der interartikulär wirkenden Kräfte bestimmt werden. Weil die benötigten anthropometrischen Angaben in der uns bekannten Anatomieliteratur, selbst in dem umfangreichen Werk von *Sarrafian* (1983), nicht zu finden waren, haben wir eine entsprechende Studie durchgeführt.

### 2.1.5.1 Material und Methodik

Es wurden insgesamt drei Präparate untersucht.

**Präparat 1** bestand aus einem bereits in Phenoxetol fixierten linken Vorfuß, bei dem alle Metatarsalia samt Muskelinsertionen, bzw. Ursprüngen völlig intakt waren. Auch Sehnen, Sehnenscheiden, Gelenkkapseln und Ligamente waren geschmeidig und beweglich. In allen Gelenken bestand eine physiologische Beweglichkeit. Wie später festzustellen war, fanden sich auch keine Anzeichen von Knorpel/Knochenschädigungen im Bereiche der MP-Gelenke. Die ursprüngliche Länge des Fußes dürfte etwa 26 cm betragen haben.

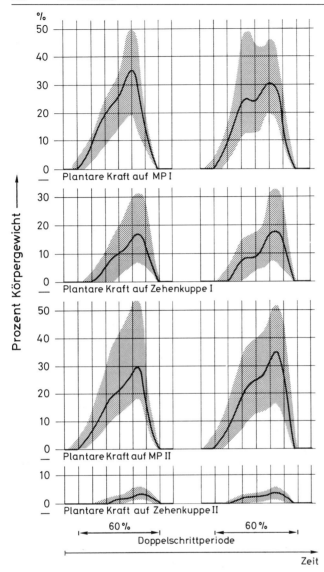

**Abb. 11**   Gemessene Plantarkräfte am Vorfuß in Prozent des Körpergewichts.

**Präparat 2** bestand aus einem ganzen linken Fuß, ebenfalls in Phenoxetol fixiert. Die Gesamtlänge mit Weichteilen betrug 22 cm. Auch in diesem Fall war das Präparat geschmeidig und gut beweglich mit physiologischen Bewegungsausschlägen aller Gelenke. Im späteren Untersuchungsablauf wurde jedoch eine Schädigung des 1. Metatarsaleköpfchens plantar durch ein lateral verschobenes mediales Sesamoid beobachtet. Die Knorpelfläche im Berührungsbereich zwischen Köpfchen und Phalanx jedoch war intakt, ebenso das ganze 2. Metatarsophalangealgelenk.

**Präparat 3** war ein klinisch unauffälliger linker Fuß eines jüngeren Individuums. Die Fußlänge betrug 26 cm. Das Präparat wurde in Formalin eingelegt. Als wahrscheinliche Folge eines unsachgemäßen Konservierungsvorgangs zeigte dieses Präparat eine beträchtliche Schrumpfung und Aushärtung der Kapsel-Bandstrukturen. Dennoch konnten die gelenküberquerenden Strukturen auch an diesem Präparat studiert werden. Die MP-Gelenke I und II waren vollständig intakt.

Bei der schichtweisen Untersuchung der Präparate wurde am 1. und 2. Strahl insbesondere die Insertion der Plantaraponeurose in die Gelenkkapsel, die Einstrahlung der Kollateralbänder, der Verlauf und die Insertion der Flexorsehnen sowie die Einstrahlung der Lumbricales am MP-II-Gelenk untersucht und festgehalten.

### 2.1.5.2 Resultate der Untersuchung

Der 1. und 2. Mittelfußstrahl mit den für unsere Untersuchung relevanten gelenküberquerenden Strukturen sind in Abb. 12 und 15 dargestellt. Bei der Untersuchung der Plantaraponeurose konnte im distalen Insertionsbereich festgestellt werden,

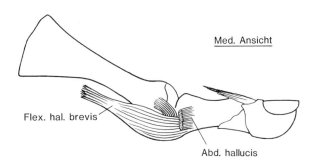

Med. Ansicht

Flex. hal. brevis

Abd. hallucis

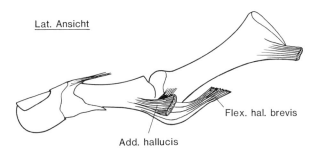

Lat. Ansicht

**Abb. 12**  Metatarsophalangealgelenk I (links) mit gelenküberquerenden Strukturen.

Flex. hal. brevis

Add. hallucis

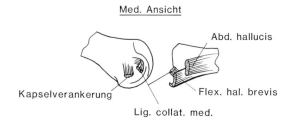

Med. Ansicht

Abd. hallucis

Kapselverankerung

Flex. hal. brevis

Lig. collat. med.

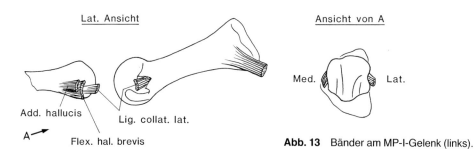

Lat. Ansicht

Add. hallucis

A

Flex. hal. brevis

Lig. collat. lat.

Ansicht von A

Med.    Lat.

**Abb. 13**  Bänder am MP-I-Gelenk (links).

daß mindestens in einem Fall (Präparat 3) ein Ausläufer der Aponeurosenplatte sich über die Kapsel des MP-I-Gelenks zieht. Dieser verbindet sich unmittelbar distal des Gelenks mit der Kapsel plantar an der Grundphalanxbasis. Dieselbe Feststellung wurde bei einem zweiten Ausläufer am Metatarsale-II-Gelenk gemacht.

Das mediale Seitenband des Großzehengrundgelenks (Abb. 12 und 13) ist 6–7 mm breit und etwa 1 mm dick. Es entspringt aus einer zurückversetzten Fläche im medialen Köpfchenanteil und erstreckt sich leicht bogenförmig – nach dorsal geschwungen – als flaches Band bis zur Insertion medio-plantar an der Grundphalanxbasis. Das laterale Seitenband, im Ursprung von etwa 4 mm Breite und ca. 0,7 mm Dicke, entspringt aus einer Inzisur im lateralen Köpfchenanteil und läuft gestreckt (bei plantarflektiertem Gelenk) und fächerförmig bis zur Insertion latero-plantar an der Grundphalanxbasis. In einem Fall (Präparat 1) konnten lateral zwei deutlich voneinander abgegrenzte Bänder – in V-förmiger Anordnung vom Köpfchen zur Phalanx verlaufend – beobachtet werden. Im dorsalflektierten Gelenk sind beide Kollateralbänder völlig entspannt und durch die nun entstandene Überlänge nehmen sie eine geschwungene Form an. Am medialen Köpfchenanteil entspringt ein weiteres Band, das sich plantarwärts mit der Kapsel vereint.

Die Sehne des Flexor hallucis brevis läuft bandförmig unter das Köpfchen, teilt sich auf und läuft dorso-anteriorwärts (Abb. 14) bis zu den Insertionen medio-plantar und latero-plantar an der Grundphalanxbasis. Die Insertionen befinden sich unmittelbar vor den Seitenbandeinstrahlungen, so daß die gegabelte Flexorsehne die Seitenbänder teilweise bedeckt. Die Sesamoidknochen sind im Sehnenverlauf eingebettet.

Die Sehne des Flexor hallucis longus wird vorne durch ein Retinakulum am proximalen Anteil der Grundphalanx geführt und verläuft dann zwischen der Gabelung der kurzen Flexorsehne im eigenen Bett nach distal. Die Einstrahlungsrichtung der Faserzüge der Sehne des Flexor hallucis brevis in die Grundphalanxbasis, nach Umlenkung um das Metatarsaleköpfchen, beträgt in der Sagittalebene etwa 22° zur Phalanxachse. Die Flexor-hallucis-longus-Sehne nähert sich der proximalen Phalanx ebenfalls um denselben Winkel (Abb. 14).

Am 2. Strahl (Abb. 15 und 16) ist das mediale Seitenband im Ursprung 3–5 mm breit und 1 mm dick. Es entspringt im medio-dorsalen Köpfchenanteil und erstreckt sich – leicht fächerförmig – bis zur Insertion medio-plantar an der Phalanxbasis. Das laterale Seitenband, im Ursprung von etwa 3,5 mm Breite und 1 mm Dicke, entspringt im dorso-lateralen Köpfchenbereich und läuft – leicht fächerförmig – bis zur Insertion latero-plantar an der Grundphalanxbasis. Beide Bänder sind gestreckt bei plantarflektiertem Gelenk, in Dorsalflexion jedoch völlig entspannt.

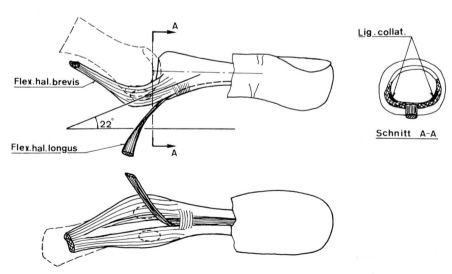

**Abb. 14**   Die Zugrichtung der Flexoren im Bereich des MP-I-Gelenks.

Vom selben Ursprung wie oben beschrieben, läßt sich am 2. Metatarsaleköpfchen beidseits eine mehr plantarwärts verlaufende und in die Kapsel eindringende ligamentäre Struktur beobachten, welche die Kapsel schlingenförmig gegen das Köpfchen hält.

Der M. interosseus dorsalis I verläuft entlang der medialen Seite des 2. Strahls, während parallel dazu, aber auf der lateralen Seite, der M. interosseus dorsalis II seinen Lauf nimmt. Die Sehnenfasern beider Muskeln bilden den Hauptanteil der gelenkumgebenden Kapsel. Sie laufen vorerst

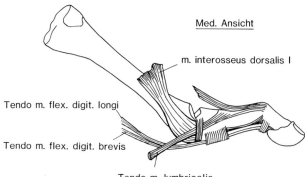

Med. Ansicht

m. interosseus dorsalis I

Tendo m. flex. digit. longi

Tendo m. flex. digit. brevis

Tendo m. lumbricalis

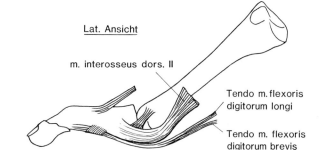

Lat. Ansicht

m. interosseus dors. II

Tendo m. flexoris digitorum longi

Tendo m. flexoris digitorum brevis

**Abb. 15**  Metatarsophalangealgelenk II (links) mit gelenküberquerenden Strukturen.

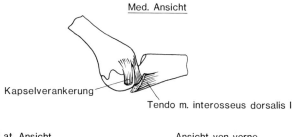

Med. Ansicht

Kapselverankerung

Tendo m. interosseus dorsalis I

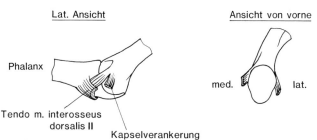

Lat. Ansicht

Ansicht von vorne

Phalanx

med.          lat.

Tendo m. interosseus dorsalis II

Kapselverankerung

**Abb. 16**  Bänder   am   MP-II-Gelenk (links).

ventroplantarwärts, werden um den plantaren Anteil des Köpfchens umgelenkt und nehmen dann einen ventro-dorsalen Verlauf bis zu den Insertionen medio-plantar, bzw. latero-plantar an der Grundphalanxbasis. Die Einstrahlungsrichtung der Faserzüge in der Phalanxbasis, in der Sagittalebene, betrug ca. 30° zur Phalanxachse (Abb. 17). Es wurde beobachtet, daß die Zugrichtung bei der Beugesehne im Bereich der Grundphalanxbasis ebenfalls ca. 30° aufwies.

Die Sehne des M. lumbricalis setzte an allen drei Präparaten am dorso-medialen Anteil der Grundphalanx an. Die Richtung der Sehne, die in einer Vertiefung der Gelenkkapsel verläuft, liegt auch etwa 30° zur Phalanxachse in der Sagittalebene.

## 2.1.6 Bestimmung der Gelenkflächengeometrie

Eine nähere Betrachtung der gelenkumgebenden anatomischen Strukturen und die offensichtlich nicht-sphärische Form der Metatarsaleköpfchen I und II machen eine genauere Untersuchung der Gelenkflächengeometrie notwendig. Dies ist auch unerläßlich, um die Gleichgewichtsbedingungen in den Gelenken zu ermitteln, um daraus Größe und Richtung der im Gelenk übertragenen Kräfte berechnen zu können.

### 2.1.6.1 Untersuchungsmethode

Die genaue Ausmessung und Beschreibung eines nicht geometrisch regelmäßigen Körpers ist problematisch, jedoch durch die Moiré-Technik in zufriedenstellender Weise möglich. Das Prinzip dieser Methode sei in der Folge kurz dargestellt:

Grundsätzlich geht die Methode davon aus, daß der Schatten eines ebenen, regelmäßigen Gitters auf einen unebenen Hintergrund geworfen wird und damit ein verzerrtes Bild des Gitters ergibt. Betrachtet man das verzerrte Bild durch dasselbe Gitter, werden dunkle und helle Flecken gesehen, die zusammen ein von der Unebenheit des Hintergrunds abhängiges Muster bilden. Abb. 18 zeigt das Prinzip: Helle bzw. dunkle Felder – zwischen den Stäben eines regelmäßigen Gitters mit parallel laufenden Stäben sichtbar – stehen in strenger

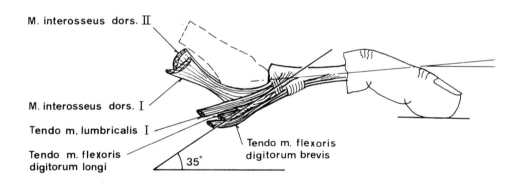

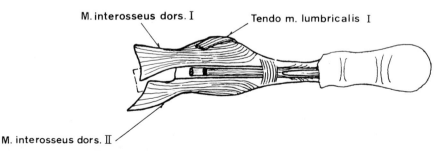

**Abb. 17**    Die Zugrichtung der Flexoren im Bereich des MP-II-Gelenks.

Beziehung zum Abstand zwischen Gitter und Hintergrund. Andererseits ist aber auch die Position der Lichtquelle und diejenige des Auges maßgebend. Bei einer gegebenen Position des Gitters, der Lichtquelle und des Auges im Raum werden demzufolge die dunklen und hellen Felder allein von der Distanz zwischen Gitter und Hintergrund abhängen und eine weiße Kugel im Hintergrund wird beispielsweise durch eine Anzahl konzentrischer Ringe – Höhenlinien – gekennzeichnet sein (Abb. 19). Der „Höhenunterschied" zwischen den Linien ist jedoch nicht konstant und variiert auch über die Länge des Gitters. Bei sinnvoller

Anordnung von Lichtquelle, Fotoapparat bzw. Auge und Objekt (Hintergrund) kann die Abweichung von einem mittleren Betrag vernachlässigbar klein gehalten werden.

Indem die Oberfläche eines Objekts durch Höhenlinien gekennzeichnet wird, kann ein beliebiger Schnitt durch das Objekt rechtwinklig zur Gitteroberfläche gelegt und die Kontur entsprechend bestimmt werden.

Moiré-Bilder des Köpfchens und der Pfanne des 1. Strahls sind in Abb. 20, des 2. Strahls in Abb. 21 dargestellt.

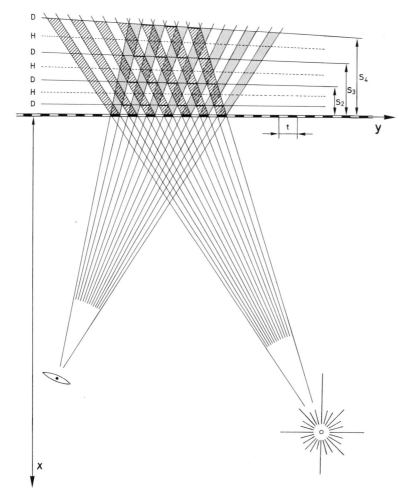

**Abb. 18**   Das Moiré-Prinzip.

H:  Hell erscheinende Ebenen
D:  dunkel erscheinende Ebenen
t:   Teilung des regelmäßigen parallelen Gitters

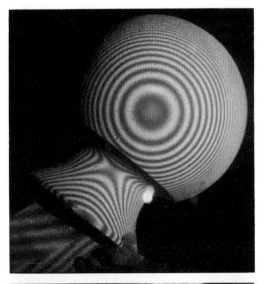

**Abb. 19** Moiré-Bild des Kugelkopfs einer Hüftprothese.

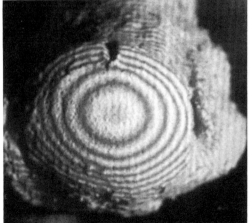

**Abb. 20**    Moiré-Aufnahmen von MP-I-Köpfchen und -Pfanne.

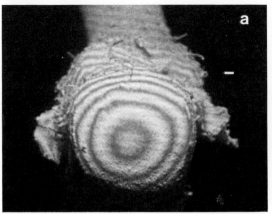
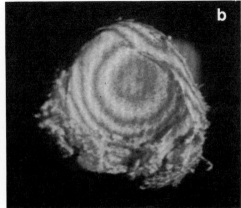

**Abb. 21 a,b**    Moiré-Aufnahmen von MP-II-Köpfchen (a) und -Pfanne (b).

### 2.1.6.2 Untersuchungsergebnis

Die Abb. 22 und 23 zeigen Form und Kongruenz von Köpfchen und Pfanne des 1. und 2. Strahls bei Präparat 3. Es wurde bei beiden Gelenken festgestellt, daß die Krümmungsradien der Gelenkflächen derart sind, daß trotz der ovaloiden Form des Kopfes ein beträchtliches Ausmaß an Berührungsfläche zwischen beiden Gelenkteilen vorhanden ist. Dies läßt sich sowohl in der Neutralstellung als auch in 20° Dorsalflexion beobachten. Ferner wurde beobachtet, daß vom Durchstoßpunkt die Phalanxlängsachse mit der Gelenkfläche die Pfannenfläche sich nach dorsal ca. 25° und nach plantar bis zu 40° erstreckt.

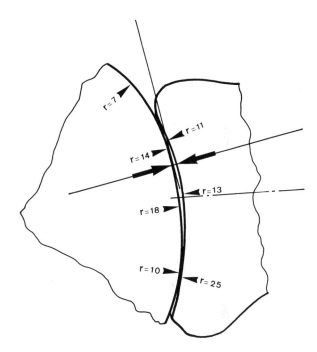

**Abb. 22** Passung der MP-I-Gelenkflächen in der Neutralstellung.

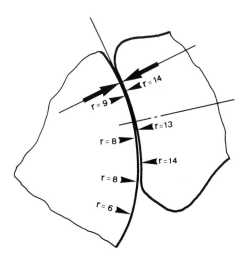

**Abb. 23** Passung der MP-II-Gelenkflächen in der Neutralstellung.

### 2.1.7 Berechnung der Kräfte in den MP-Gelenken des I. und II. Strahls

#### 2.1.7.1 Methode

Plantarflexion im Grundgelenk des 1. Strahls wird hauptsächlich durch den Flexor hallucis brevis und den Flexor hallucis longus bewirkt. Der Flexor hallucis longus bewirkt in erster Linie eine Plantarflexion im distalen Phalangealgelenk. Dies allein aber, je nach Geometrie des Interphalangealgelenkes, bewirkt noch keine Kraftübertragung auf den Boden, sondern könnte lediglich zu einer krallenförmigen Krümmung der Zehe führen. Zur Kraftübertragung auf den Boden ist die Wirkung des Flexor hallucis brevis notwendig, welcher einer Krümmung der Zehe entgegen wirkt.

Abb. 24 zeigt die im Gelenk erforderlichen Gleichgewichtsbedingungen, um die unter der Zehenkuppe einwirkenden Kräfte aufzufangen. Gleichgewichtsbedingungen sind erfüllt, wenn alle 3 Kräfte in einem Punkt wirken und wenn die vektorielle Summe der Kräfte Null ist. Das Parallelogramm der Kräfte wird konstruiert durch Berücksichtigung der physikalischen Bedingungen, um das distal des MP-Gelenks befindliche Körperelement im Gleichgewicht zu halten. Es wirken auf diesem Körperelement (die Zehe als Ganzes):

a) die Plantarkraft auf die Zehenkuppe vom Boden her,
b) die Zugkraft der Flexorensehnen und
c) die Druckkraft im MP-Gelenk.

Beginnend mit der bekannten Richtung der Plantarkraft auf die Zehenkuppe und der des Flexorensehnenzugs, werden diese bis zum Schnittpunkt o (Abb. 24) gezeichnet. Von o aus wird der bekannte Vektor K1 sinngemäß aufgetragen. Der Betrag des Sehnenzugs ist unbekannt sowie der Betrag und die Richtung der Druckkraft im MP-Gelenk. Die Richtung des letzteren wird bestimmt, indem ein Strahl von o aus gesucht wird, welcher rechtwinklig zum Tangent an der Pfannenoberfläche – an der Stelle, wo der Strahl die Pfannenoberfläche durchstößt – steht. Die Bedingung der rechtwinkligen Anordnung der Richtung der Gelenkkraft zur Tangente an der Gelenkoberfläche ist durch die Annahme, daß die Reibung im Gelenk vernachlässigbar klein ist, gegeben. Infolgedessen ist Kraftübertragung nur rechtwinklig zu einer Gleitoberfläche möglich, wie auch *Kummer* 1985 nachgewiesen hat. Weil die Pfanne nicht sphärisch ist, kann der Strahl nicht wie üblich durch die Mitte eines Kreisbogens gezogen werden. Daher muß, um die Richtung des Strahls festzulegen, die effektive Krümmung der Pfanne, wie aus der Moiré-Untersuchung (Abb. 22) hervorgeht, zuerst in Betracht gezogen werden. Dieser Strahl bildet nun die Diagonale des Parallelogramms mit Seitenlänge Kl. Aus diesem Parallelogramm wird die Resultierende der zwei Kraftvektoren Kl und S, nämlich R, bestimmt. Die Gelenkkraft, welche von außen, d. h. vom Metatarsalekopf auf die Phalanxpfanne wirkt, befindet sich genau gegenüberliegend von R. Sie ist betragsmäßig gleich groß und wirkt dieser entgegen. Weil die Gelenkkraft ebenfalls rechtwinklig zur Oberfläche des Metatarsaleköpfchens wirken muß, wird sich die Pfanne beim

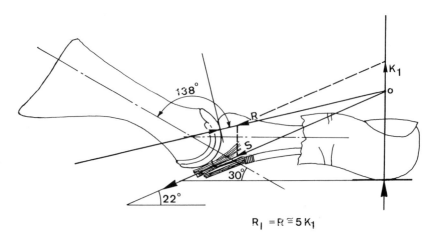

$$R_I = R \cong 5\,K_1$$

**Abb. 24**   Die Resultierende im Großzehengrundgelenk bei Krafteinwirkung (K 1) unter der Zehenkuppe.

nicht kongruenten Köpfchen soweit relativ zum Köpfchen verschieben, bis diese Bedingung erfüllt ist.

Unter Bezug auf *Hicks* (1953) sei auf die von der Plantaraponeurose ausgehende plantarflektierende Wirkung auf die Grundphalanx in Dorsalflexionsstellung hingewiesen. Diese Wirkung ist eine direkte Folge der anatomischen Verbindung zwischen Plantaraponeurose und plantarer Grundphalanxbasis und könnte zur Entlastung der Flexorsehnen führen. Die genannte Wirkung der Plantaraponeurose ist in ihrem Ausmaß ungewiß und deshalb bei der Berechnung der Kräfte gemäß Abb. 24 nicht berücksichtigt worden.

Die plantarflektierenden Strukturen am 2. Strahl unterscheiden sich von denjenigen des 1. Strahls. Auch hier ist eine Plantarflexion im Grundgelenk notwendig, damit ein Bodendruck durch die Zehenkuppe überhaupt zustande kommt. Diese Aufgabe wird durch die zwei Interossei und die Lumbricales wahrgenommen. Der Lumbricalis-I scheint außer einer Plantarflexionswirkung im Grundgelenk auch eine Varisierung und eine Pronation der 2. Zehe zu bewirken. Die besprochene passive Plantarflexionswirkung der Plantaraponeurose wirkt sich auch am 2. Strahl aus. Da die Einwirkungsstärke ungewiß ist, wird sie in diesem Zusammenhang ebenfalls nicht berücksichtigt. Über die Kraftverteilung zwischen den Interossei und den zuweilen fehlenden, kleinen Lumbricales ist nichts bekannt, so daß eine Wirkungsrichtung

gemäß die der Interossei für die Ermittlung der Kraftresultierenden im Gelenk angenommen wird (Abb. 25). Die Richtung und Größe der Resultierenden im MP-II-Gelenk wurde auf eine ähnliche Weise ermittelt wie im Fall des MP-I-Gelenks. Aus dieser Abbildung werden auch Richtung und Größe der resultierenden Gelenkkraft im Verhältnis zu der unter der Zehenkuppe wirkenden Kraft ersichtlich.

### 2.1.7.2 Die errechneten Kräfte in den MP-Gelenken des I. und II. Strahls

Von unseren Ganguntersuchungen her wissen wir, daß die Durchschnittskraft unter der Großzehenkuppe 17 % und die unter der 2. Zehe etwa 4 % des Körpergewichts beträgt. Werden diese Größen für K1 in Abb. 24 und K2 in Abb. 25 eingesetzt, so ergeben sich R-I = 85 % und R-II = 40 % des Körpergewichts. Es darf angenommen werden, daß die Berührungsfläche im günstigsten Fall bei MP-I etwa 4 Mal größer als diejenige bei MP-II ist, bedingt durch das Köpfchendurchmesser-Verhältnis von 2:1 und unter der Annahme einer ähnlichen Gelenkflächengeometrie. Bereits daraus ist zu erkennen, daß die spezifische Belastung im MP-II-Gelenk 2 Mal höher liegt als im Großzehengrundgelenk. Ferner zeigt die Richtung der resultierenden R-I und R-II (Abb. 24, 25) deutlich, daß der Ort höchster Belastung an den Metatarsaleköpfchen II um etwa 18 ° dorsaler

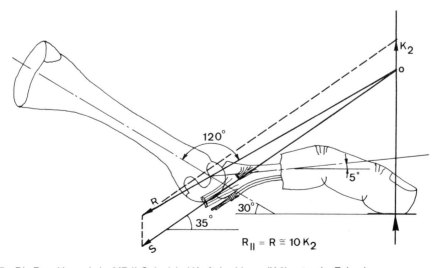

**Abb. 25**    Die Resultierende im MP-II-Gelenk bei Krafteinwirkung (K 2) unter der Zehenkuppe.

als derjenige an den 1. Metatarsaleköpfchen liegt. Bedenkt man, daß der dorsale Rand der Phalanx – vor allem des 2. Strahls – sich nicht genügend dorsal und posteriorwärts zieht, wäre eine ungenügende Überdachung der Gelenkkraft R-II zu befürchten. Damit wäre die verfügbare Fläche zur Aufnahme der Gelenkkraft massiv reduziert. Es entsteht dann eine deutliche Erhöhung der spezifischen Flächenbelastung.

Falls überhaupt keine Überdachung der Gelenkkraft R durch die Pfanne gewährleistet werden kann, d. h. im Augenblick wo die Resultierende außerhalb des Pfannenrandes gerät, wird unvermeidlich eine Subluxation eingeleitet. Dadurch entsteht ein neues Kräftegleichgewicht. Die bodenwärts gezogene Pfanne wird durch die plantaren Weichteile aufgehalten (Abb. 26). Es entstehen in diesem Fall vier Kräfte, die auf die Phalanx distal des MP-Gelenkes wirken. Sie stehen im Gleichgewicht zueinander. Bekannt sind:

a) die Richtung und Lage der Gelenkkraft (R) – sie steht rechtwinklig zur Oberfläche des Metatarsaleköpfchens und tritt an der Berührungsstelle zwischen Köpfchen und Pfannenrand auf,

b) die Richtung und Lage der Plantarkraft (P) am proximalen Phalanxende,

c) die Richtung und Lage der Flexorsehnenkraft (S) und

d) die Richtung, Lage und Größe der Plantarkraft (K) auf die Zehenkuppe.

Weil die vier Kräfte im Gleichgewicht sind, ist die vektorielle Summe von P und R genau entgegengesetzt der vektoriellen Summe von K und S. Demzufolge müssen die erwähnten Summen auf einem Strahl liegen, der durch die Schnittpunkte o und z geht (Abb. 26). Mittels des Betrags K wird die Resultierende R' vom Schnittpunkt o aus konstruiert. Danach wird vom Schnittpunkt z aus Q = −R' aufgetragen. Jetzt werden P und R bestimmt. Wie aus Abb. 26 nun hervorgeht, dürfte die Gelenkkraft im Falle einer Subluxation noch höher ausfallen als im Normalfall (Abb. 25) und zudem ist durch das plantare Aufklappen des Gelenkspalts nun eine ausgesprochene Kantenpressung im dorsalen Gelenkabschnitt zu erwarten.

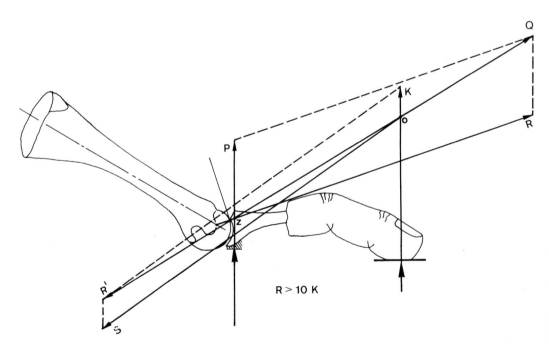

**Abb. 26**   Die Resultierende und veränderte Gleichgewichtsbedingungen nach Subluxation (Auftreten einer Kraft P) bei Krafteinwirkung (K) unter der Zehenkuppe.

## 2.1.8 Ermittlung der Beanspruchung in den Knochen der Metatarsaleköpfchen unter Einwirkung einer konzentrierten Krafteinleitung

### 2.1.8.1 Spannungsanalyse mittels Finite-Element-Modellen

Fotoelastische Untersuchungen (Abb. 8) gestatten eine Spannungsanalyse im Innern eines belasteten Körpers nur unter bestimmten, meist stark vereinfachten Bedingungen. Das Metatarsaleköpfchen besteht aus Materialien mit sehr unterschiedlichen Elastizitätseigenschaften. Es ist deshalb für eine derartige Untersuchungsmethode ungeeignet. Aus diesem Grunde wurde der Weg über ein mathematisches Modell gewählt, das aus einer finiten Anzahl von Elementen besteht. Es handelt sich um eine in den letzten Jahrzehnten mehrfach eingesetzte numerische Untersuchungstechnik (*Desai* und *Abel* 1973, *Scholten* 1975, *Huiskes* 1979, *Rohlmann* 1981, *Schreiber* und *Jacob* 1984). Die Methode besteht darin, daß die zu analysierende Struktur in lauter kleine geometrische Körper wie Prismen, Tetraeder, Platten, Stäbe usw. zerlegt wird. Jedem einzelnen Element können Materialeigenschaften wie das Elastizitätsmodul und die Poissonsche Zahl zugeordnet werden, sogar in Abhängigkeit der Richtung.

Benachbarte Elemente sind über Knotenpunkte miteinander in Verbindung, durch welche Normalkräfte, Schubkräfte und Drehmomente übertragen werden können. Auf diese Art kann die Verformung der ganzen Struktur oder von Teilen davon – als Folge der Einwirkung äußerer Kräfte und unter Berücksichtigung der gegenseitigen Abhängigkeit der Elemente des Verbands – bestimmt werden. Gleichzeitig ist die Analyse der Kräfte möglich, welche auf jedes einzelne Element einwirken, und daraus lassen sich die lokalen Spannungen errechnen.

Bei der Zerlegung des Körpers in einzelne Elemente ist stets darauf zu achten, daß in Gebieten mit steilen Spannungsgradienten von Punkt zu Punkt eine genügend feine Aufteilung geschaffen wird. Dadurch wird erreicht, daß Spannungsspitzen erkannt werden und diese nicht auf einem niedrigeren Niveau über einem breiteren Bezirk „verstrichen" werden.

Es wurden zwei Hauptmodelle analysiert. In einem wurde dem Metatarsaleköpfchen des 2. Strahls eine praktisch physiologische, hemisphärische Form gegeben und dieses sogar mit einer Knorpelschicht gemäß Abb. 27 versehen. Die Aufteilung in finite Elemente war wie folgt:

Die subchondrale Kortikalis von 0,2 mm Dicke wurde in vier Schichten und in 48 Segmente entlang des Halbkreises zerlegt, während die Spongiosa und der Knorpel in verhältnismäßig gröbere Elemente (Abb. 27) aufgeteilt wurden. Im 2. Modell wurde angenommen, daß im Gebiet der ursprünglichen Krafteinleitung der Knochen so zusammengebrochen sei, daß die Kraftübertragung nunmehr über eine schmale ringförmige Fläche am abgeflachten Köpfchen geschehe. Die Aufteilung in finite Elemente wurde ähnlich wie beim ersten Modell vorgenommen (Abb. 28). Beide Modelle waren rotationssymmetrisch.

Beim ersten Modell wurde eine gleichmäßig verteilte Kraft von 200 N innerhalb eines Kreises von 4 mm Durchmesser an den Köpfchen von 12 mm Kugeldurchmesser in axialer Richtung zur Einwirkung gebracht (Abb. 27). Im 2. Modell wurde dieselbe Kraft über eine Ringfläche mit 8 mm Außendurchmesser und 4 mm Innendurchmesser

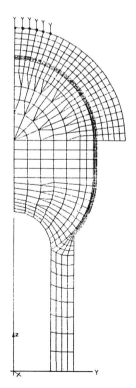

**Abb. 27**  Finite-Element-Aufteilung des 1. Modells.

axial eingeleitet (Abb. 28). Ferner wurden folgende elastische Eigenschaften der Struktur zugewiesen:

Elastizitätsmodul der Kortikalis, 15 000 N/mm²; der Spongiosa, 1500 N/mm²; des Knorpels 50 N/mm².

Für die Poissonsche Zahl wurde stets 0,3 angenommen. Im 2. Modell wurde zudem berücksichtigt, welchen Einfluß ein hemisphärischer Defekt von 4 mm Durchmesser im Sinne eines Sequesters oder in Form einer Sklerosierung der Spongiosa auf den Spannungszustand im umliegenden Knochen haben könnte. Somit wurden mit dem 2. Modell 3 Varianten berechnet, in welchen das E-Modul des hemisphärischen Defekts jeweils die Werte 1500 N/mm² (Spongiosa unverändert), 3000 N/mm² (Spongiosa sklerotisch) und 1 N/mm² (Defektbereich nicht tragend, z. B. sequestriert) zugewiesen wurden.

Die oben beschriebenen finiten Elementmodelle (FEM) wurden mit Hilfe des ANSYS-Programms bei der Firma Gebr. Sulzer AG. in Winterthur

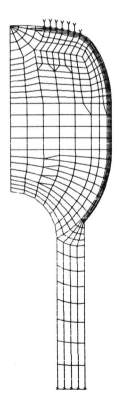

**Abb. 28**   Finite-Element-Aufteilung des 2. Modells.

durchgerechnet. Die Materialien wurden dabei in ihren Eigenschaften als isotrop erachtet.

### 2.1.8.2 Resultate der FEM-Untersuchung

Modell 1, welches dem Metatarsalekopf des 2. Strahls in physiologischem Zustand entspricht, ergab bei einer Belastung von 200 N (entsprechend einem Körpergewicht von 500 N) eine Spongiosabelastung von etwa 14 N/mm² unterhalb der Krafteinleitungsstelle. Solche Spannungsbeträge dürften etwa 7mal höher liegen als die zu erwartenden physiologischen Werte (*Jacob* und *Huggler* 1980). Die höchste Beanspruchung in der subchondralen Kortikalis betrug ca. 40 N/mm² und tritt im Scheitel des Köpfchens in der Umfangsrichtung auf.

Abb. 29 zeigt den Spannungszustand des Köpfchens, wobei als Darstellungsart die Größe der Vergleichsspannung (Tresca-Kriterium) gewählt wurde. Dies bedeutet folgendes:

Der Spannungszustand in einem Punkt innerhalb eines Körpers ist durch drei senkrecht zueinander gerichtete Hauptspannungen beschrieben. Eine Wiedergabe aller drei Hauptspannungen in Richtung und Größe an mehreren naheliegenden Stellen wäre aber unübersichtlich. Daher wurde eine von diversen Möglichkeiten benützt, den Spannungszustand durch eine „Vergleichsspannung" zum Ausdruck zu bringen. Die hier dargestellten „Tresca"-Spannungen sind die größten Hauptspannungsdifferenzen in einem Punkt und stellen ein Maß der Materialbeanspruchung in diesem Punkt dar.

Ein Folgemodell (2) zeigt, daß die subkortikale Spongiosa bei einer Spannung von 10 N/mm² weiterhin noch belastet bleibt, wenn die Bedingungen im vorhin betrachteten Modell zu einem Zusammenbruch der Struktur im Scheitel des Kopfes geführt haben. Dies ist der Fall, sowohl wenn die elastischen Eigenschaften der Spongiosa in der Defektzone erhalten bleiben (Abb. 31) als auch bei Sequesterbildung (Abb. 30). Dies gilt auch, wenn die Defektzone sklerotisch wird (Abb. 32).

### 2.1.9 Zusammenfassung und Schlußfolgerungen

Bei Ganguntersuchungen haben wir die plantar auf die MP-Gelenke und Zehenkuppen des I. und II. Strahls einwirkenden Kräfte gemessen. Diese

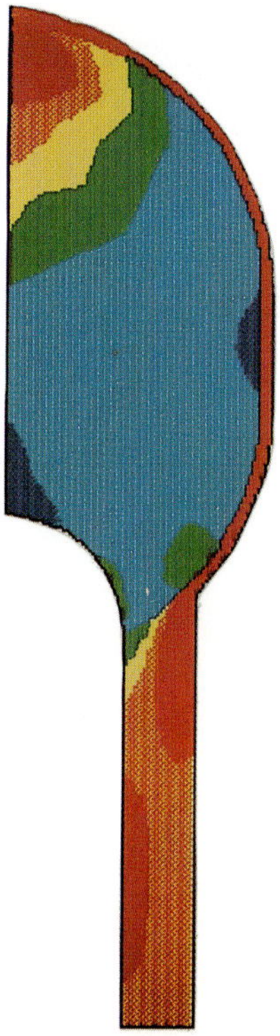

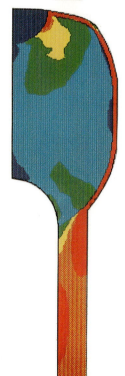

Kortikalis    E = 15000 [N/mm$^2$]
Spongiosa  E =   1500 [N/mm$^2$]

**Abb. 29**  Spannungsintensität im Knochen infolge Krafteinleitung (200 N) über eine kleine Kreisfläche am sphärischen Kopf.

Kortikalis    E = 15000 [N/mm$^2$]
Spongiosa  E =   1500 [N/mm$^2$]
zerstörtes Material E = 1 [N/mm$^2$]

**Abb. 30**  Spannungsintensität im Knochen infolge Krafteinleitung (200 N) über eine Ringfläche am abgeflachten Kopf. Mittlere Partie des Kopfes sequestriert.

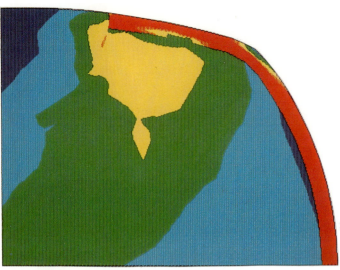

**Abb. 31**  Spannungsintensität im Kopfbereich unter den gleichen Bedingungen wie Abb. 30 aber mit einem E-Modul von 1,5 kN/mm² (Spongiosa) in der Defektzone.

Kortikalis    E = 15000 [N/mm²]
Spongiosa  E =  1500 [N/mm²]
zerstörtes Material E = 1500 [N/mm²]

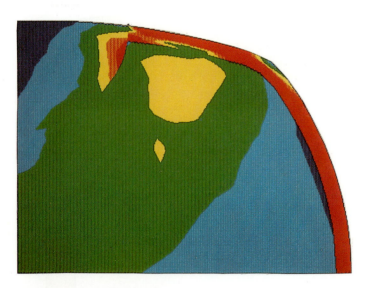

**Abb. 32**  Spannungsintensität im Kopfbereich unter den gleichen Bedingungen wie Abb. 30 aber mit einem E-Modul von  3 kN/mm² (sklerotisch!) in der Defektzone.

Kortikalis    E = 15000 [N/mm²]
Spongiosa  E =  1500 [N/mm²]
zerstörtes Material E = 3000 [N/mm²]

betragen auf der Großzehenkuppe im Durchschnitt 17 %, auf der Kuppe der II. Zehe 4 % des Körpergewichts (Abb. 11). Nach Ermittlung der Gelenkflächentopographie und genauer Analyse der gelenküberquerenden Strukturen wurde die in den MP-Gelenken resultierende Kraft errechnet. Diese beträgt im MP-I-Gelenk im Durchschnitt 85 % und im MP-II-Gelenk 40 % des Körpergewichts (Abb. 24 und 25). Auf Grund der Beobachtung, daß die Berührungsfläche beim MP-I-Gelenk etwa 4 Mal größer ist als diejenige im MP-II-Gelenk, resultiert eine im MP-I-Gelenk etwa zweimal höhere spezifische Belastung als im Großzehen-Grundgelenk. Voraussetzung dafür sind ein Köpfchendurchmesserverhältnis von 2:1 und die Annahme einer ähnlichen Gelenkflächengeometrie.

Wenn der dorsale Rand der Grundphalanx – vor allem am II. Strahl – nicht genügend nach dorsal gleitet, resultiert eine ungenügende Überdachung des dorsalen Köpfchenabschnitts (R-II in Abb. 25). Die zur Aufnahme der Gelenkkraft verfügbare Fläche wird massiv reduziert, es resultiert eine weitere Erhöhung der spezifischen Flächenbelastung gegenüber derjenigen im MP-I-Gelenk. Im Extremfall, wo keine Überdachung durch die Pfanne mehr stattfindet, wird eine Subluxation eingeleitet. Ein neues Kräftegleichgewicht entsteht, nachdem die bodenwärts gezogene Pfanne durch die plantaren Weichteile aufgehalten wird (Abb. 26). In diesem Zustand wird die im Gelenk resultierende Kraft noch größer und gleichzeitig besteht eine Berührung zwischen Pfanne und Köpfchen praktisch nur noch entlang des dorsalen Pfannenrandes, so daß die spezifische Belastung (N/mm$^2$) das geschilderte Maß nochmals deutlich überschreitet.

Entsprechend der Lokalisation dieser Druckspitzen im dorsalen Köpfchenbereich werden radiologisch und intraoperativ fast ausschließlich die Nekroseherde beim Morbus Köhler II beobachtet. Die Beobachtung, daß der Ort höchster Belastung an den Metatarsalköpfchen II auch bei intakter Gelenkkongruenz um etwa 18° dorsaler liegt als derjenige am I. Metatarsalköpfchen, findet ihre Parallele in der Feststellung, daß die Nekroseherde beim II. Metatarsaleköpfchen deutlich dorsaler als beim I. liegen.

Zum Verständnis von Form und Pathomechanik der Nekrose hat die Spannungsanalyse mittels finiten Elementen wesentlich beigetragen: Unter Einwirkung einer konzentrierten Bela-

stung wurde die Spannungsverteilung im II. Metatarsaleköpfchen ermittelt. In einem mathematischen Modell wurde eine Kraft von 200 N (entsprechend einem Körpergewicht von 500 N) innerhalb eines Kreises von 4 mm Durchmesser eingeleitet. Dabei wurde festgestellt, daß die unmittelbar subkortikale Spongiosa genau unterhalb der Krafteinleitungsstelle Spannungen in der Größenordnung von 14 N/mm$^2$ ausgesetzt ist (Abb. 29). Solche Beträge liegen etwa 7 Mal über den unter physiologischen Bedingungen zu erwartenden Werten. Die radiologisch und histologisch beim Morbus Köhler II beobachteten multiplen Trabekelfrakturen mit Schädigung der Mikrozirkulation sind pathologische Folgeerscheinungen. Bezirke avasculärer Knochennekrosen brechen weiter ein unter Einwirkung der Schwellbelastung.

Eine Neovaskularisierung an der Peripherie des Nekroseherdes mit Knochenresorption sind histologisch gesicherte Abläufe. Bei der oft persistierenden Belastung mit nunmehr begleitender Bewegung zwischen dem Nekroseherd und dem umliegenden Knochen – ermöglicht durch die Trennfuge von bereits resorbiertem Knochen – kann es zu einer vollständigen knöchernen Isolierung unterhalb der Krafteinleitungsstelle kommen. Die hier geschilderte Sequesterbildung kann nicht selten bei Köpfchennekrosen auch radiologisch dokumentiert werden (Abb. 33).

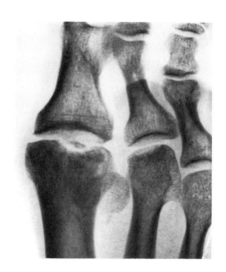

**Abb. 33**  Osteochondrosis dissecans am Metatarsaleköpfchen I, Nekrose von Metatarsale-II-Köpfchen.

Aus biomechanischer Sicht interessiert nun – nach Zusammensinterung des nekrotischen Knochenbezirks – was mit dem umgebenden vitalen Knochen in bezug auf die weitere Beanspruchung vor sich geht.

Im mathematischen Modell erfolgt die Kraftübertragung der neuen Situation entsprechend über eine ringförmige Fläche von 4 mm Innen- und 8 mm Außendurchmesser am abgeflachten Köpfchen. Unter Einwirkung derselben Kraft von 200 N wurde festgestellt, daß die Spongiosa mit einer Spannung von mehr als 10 N/mm$^2$ weiterhin erheblich über das physiologische Beanspruchungsniveau hinaus belastet bleibt. Diese starke Überbelastung liegt vor, sowohl wenn die elastischen Eigenschaften der Spongiosa in der Defektzone erhalten bleiben (Abb. 31), als auch bei Sequesterbildung (Abb. 30) sowie auch bei Sklerosierung der Defektzone (Abb. 32).

Das mathematische Modell bestätigt demnach die klinischen und radiologischen Verlaufsbeobachtungen beim Morbus Köhler II:

Die durch eine unphysiologische Krafteinleitung an der Gelenkoberfläche begonnene Zerstörung vitaler Spongiosa führt vorerst zu einer lokalen Knochenimpression mit konsekutiver Osteonekrose. Eine fortgesetzte Überlastung der umgebenden Köpfchenspongiosa kann jedoch zu den bizarren Köpfchendeformationen führen, welche häufig bei Patienten nach längerer Erkrankungsdauer festzustellen sind.

## 2.2 Untersuchungen zur Gefäßanatomie der Metatarsalia

### 2.2.1 Material und Methodik

Für die Untersuchung standen uns sechs Amputationspräparate von Patienten zur Verfügung, bei denen wegen maligner Weichteil- oder Knochentumoren im Knie oder Femurbereich eine Ablatio hatte durchgeführt werden müssen, bei denen wir jedoch davon ausgehen konnten, daß am Fuße physiologische Zirkulationsverhältnisse bestanden.

Die Blutversorgung der Metatarsalia dieser sechs Füße haben wir an Korrosionspräparaten untersucht und als Injektionsmasse Technovit 7001 verdünnt mit 20 %igem Methylmetakrilat verwendet (*Steinmann* 1982). Nach Entfernung der

Weichteile mit Kalilauge versuchten wir die mineralisierten Knochenstrukturen durch Auftropfen von Salzsäure aufzulösen. Die dabei frei werdenden Dämpfe schädigten jedoch die zur Präparation benützten Optiken, Instrumente und Aufhängevorrichtungen derart, daß wir dazu übergingen, die intraossären Gefäße ausschließlich manuell mit Uhrmacherpinzetten unter dem Operationsmikroskop zu präparieren. Während *Novotny* (1937) mit der Korrosionsmethode noch keine brauchbaren Resultate erzielen konnte, weil er mit der damals verfügbaren Injektionsmasse bloß dickere Äste von über 0,5 mm Durchmesser füllen konnte, konnten mit unserer Technik unter optimalen Verhältnissen auch die Kapillaren passiert und damit die Venen dargestellt werden (Abb. 34). Mit dieser Methode ließen sich damit sowohl die intraossären als auch die umgebenden Gefäße räumlich darstellen, was bei den kleinen Raumverhältnissen an den Metatarsaleköpfchen gegenüber andern Darstellungsweisen evidente Vorteile hat. Das Kapillarnetz wurde nur im Bereiche der Leistenhaut gefüllt und gab die Leistenmuster wieder (Abb. 34b). Einige Beispiele der intraossären Gefäßfüllung zeigt die Abb. 35a–c. Die erreichten kleinsten Gefäßdurchmesser betragen 10–20u (Abb. 34c), wodurch an einigen Stellen auch kleinste Anastomosen nachgewiesen werden konnten.

### 2.2.2 Resultate

Unsere eigenen Untersuchungsresultate betreffend die Blutversorgung der Metatarsaleköpfchen stimmen mit den Angaben von *Lexer* (1904), *De Ribet* (1975), *Zchakaja* (1932), *Anseroff* (1936) und *Novotny* (1937) grundsätzlich überein. Unsere Befunde sind auf Abb. 36 schematisch zusammengefaßt. Das Köpfchen des Os metatarsale I wird zentral durch zwei Äste der A. nutritia, peripher durch zahlreiche einzelne Arterien versorgt, welche teils von oben, teils seitlich in das Köpfchen eintreten. Arkadenförmige Anastomosen haben wir nur zwischen den metaphysären Ästen beobachten können. Die seitlichen Arterien treten einzeln und mehrheitlich von medial in die Epiphyse ein. Die von *Zchakaja* (1932) festgestellten dia-epiphysären Anastomosen konnten wir ebenfalls beobachten.

Die Metatarsaleköpfchen II-V werden einerseits durch metaphysäre, andererseits durch seitliche Arterienäste versorgt. Die senkrecht eintreten-

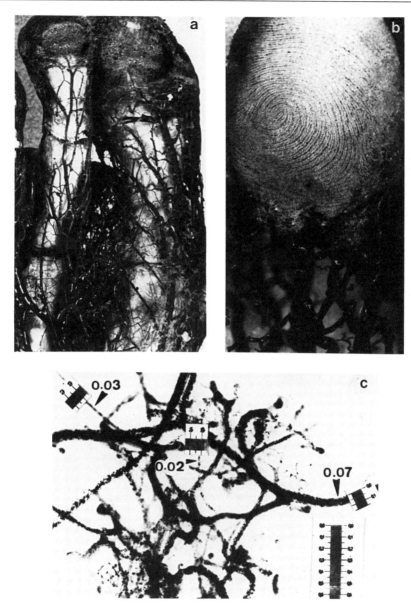

**Abb. 34 a–c**

**a** Teilausschnitt aus einem Korrosionspräparat.

**b** Leistenmuster einer Zehenballe, wiedergegeben durch injizierte Kapillaren.

**c** Maßangaben zum erreichten Lumendurchmesser (die Zahlen geben den Durchmesser in mm an).

den metaphysären Äste entspringen aus einem dorsalen und einem plantaren Gefäßstamm. Die dorsalen metaphysären Stämme überqueren die Metatarsalia II-V in latero-medialer Richtung. Beim Metatarsale I verläuft der Stamm umge-

kehrt (Abb. 36a). Die metaphysären Äste sind meist fein und versorgen bloß den subkortikalen Teil des proximalen Kopfbereiches. Selten dringt ein starker plantarer Ast in das Zentrum des Köpfchens ein (Abb. 36d).

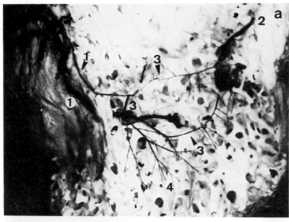

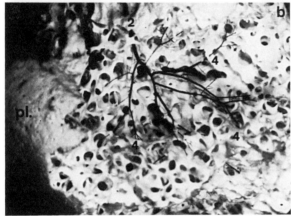

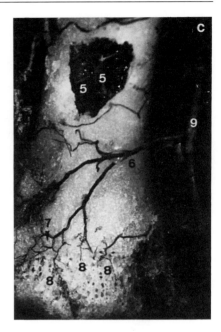

**Abb. 35 a–c**    Korrosionspräparate.

a  Arterien des IV. Metatarsaleköpfchens von dorsal.

b  Dorsoplantare Ausdehnung einer Köpfchenarterie (Os metatarsale V von lateral).

c  Metaphysäre Arterien (Os metatarsale I)

1  mediale Köpfchenarterien
2  laterale Köpfchenarterien
3  Anastomosen
4  Endarterien
5  absteigende Äste der A. nutritia im Medullarraum
6  Metaphysärer Arterienstamm
7  arkadenförmige Anastomosen
8  metaphysäre Arterien des Köpfchens
pl  = plantar.

Die Hauptarterien der Metatarsaleköpfchen stellen die seitlichen Arterien dar. Meist gibt es beidseits mehrere einzelne Äste, die durch Quer- oder Vertikalanastomosen miteinander verbunden sein können. Je nach Anordnung und Stärke der Gefäße kann die Blutversorgung der Metatarsaleköpfchen verschiedene Typen zeigen. Die Grenze der beidseitig gleich oder verschieden großen Versorgungsgebiete kann vertikal (Abb. 36b,c) oder horizontal verlaufen (Abb. 36e). Im Falle eines

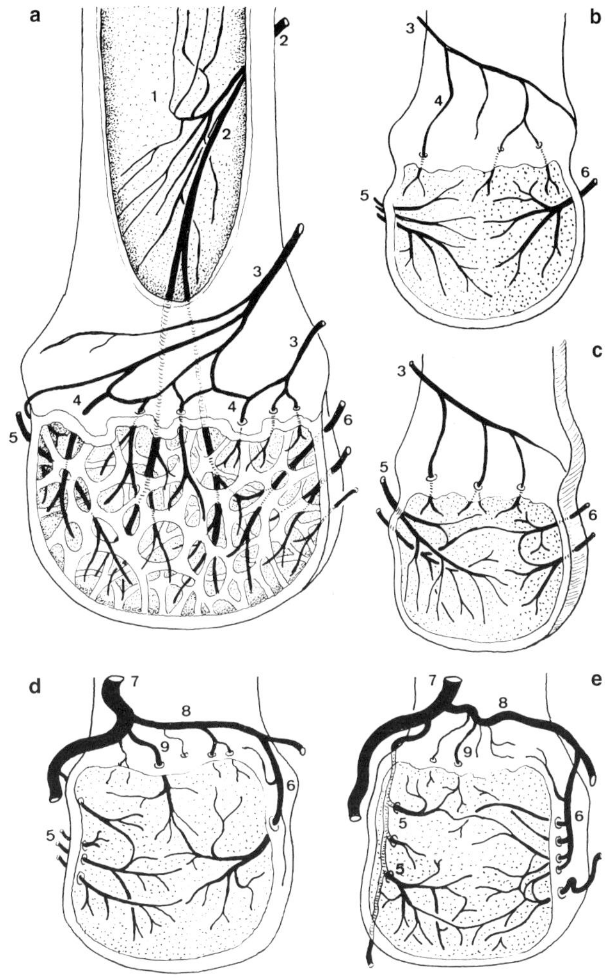

**Abb. 36 a–e** Blutversorgungstypen der Metatarsalknochen.

**a** Metatarsale I (re. dorsal)

**b** Metatarsale II (re. dorsal)

**c** Metatarsale III (re. dorsal)

**d** Metatarsale II (li. plantar)

**e** Metatarsale III und V (li. plantar)

1 Corpus (Markhöhle)
2 A. nutritia
3 dorsale quere Metaphysenarterie
4 metaphysäre Kopfarterien
5 laterale Kopfarterien
6 mediale Kopfarterien
7 A. digitalis plantaris communis
8 plantare quere Metaphysenarterie
9 plantare metaphysäre Kopfarterien

starken metaphysären Astes gibt es drei Versorgungsgebiete im Köpfchenbereich (Abb. 36d). Gemeinsam ist für alle Köpfchenarterien, daß durch Anastomosen nur die Stämme verbunden sind. Die subchondralen Endäste hingegen sind immer Endarterien.

Die anatomischen Grundlagen zur Annahme, daß Ischämie und Nekrose durch Kompression der im Kollateralband liegenden Arterien hervorgerufen werden, haben wir an zwei frischen Fußpräparaten geprüft. Es hat sich gezeigt, daß die lateralen Köpfchenarterien nicht durch das Kollateralband verlaufen, sondern darunter liegen und durch die Synovialhaut fixiert sind (Abb. 36b,c).

Der untere Abschnitt des Kollateralbandes verschiebt sich bei der Bewegung im Zehengrundgelenk über diese Gefäße. Bewegt werden bloß die größeren zuführenden Stämme (Abb. 37, 38). Dem Knochen angelegt verläuft nur eine – nicht regelmäßig vorhandene – von plantar in den Kopf eintretende Arterie bei starker Zehenextension (Abb. 38c).

## 2.2.3 Diskussion und Schlußfolgerungen

Unsere an den Metatarsalia von sechs Fußpräparaten durchgeführten Untersuchungen lassen keine signifikanten Unterschiede zwischen der

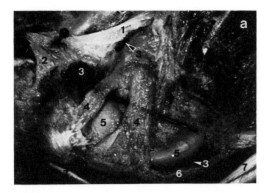
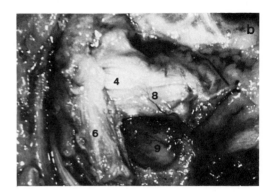
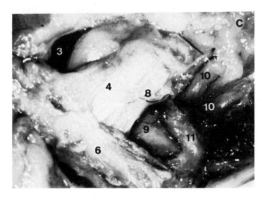

1  Sehne des M. extensor digit. longus
2  Dorsalaponeurose (aufgeklappt)
3  Gelenkraum
4  Lig. collaterale
5  Knorpelfläche
6  Lig. plantare
7  Flexorsehnen
8  Arterie des Kollateralbandes
9  Kopfarterien, bedeckt von der Synovialhaut
10  zuführende Arterienäste
11  Gelenkkapsel

**Abb. 37 a–c**  Kollateralbänder eines Metatarsophalangealgelenks (**a**). Die Beziehung des Kollateralbandes zu den Köpfchenarterien in Dorsalflexion (**b**) und in Plantarflexion (**c**).

Gefäßversorgung des 1. und derjenigen der übrigen Metatarsaleköpfchen nachweisen. Wir stimmen insofern nicht mit *Novotny* (1937) überein, der glaubte, die Seltenheit von Nekrosen am 1. Metatarsalekopf sei begründet in einer stärkeren Blutversorgung als die der übrigen Metatarsaleköpfchen.

Unbestätigt muß auch die Hypothese bleiben, wonach eine Überdehnung der kollateralen Ligamente Ursache für Schädigungen der seitlich in die Metatarsusköpfchen eintretenden Versorgungsgefäße sein könne. Die kopfversorgenden Arterien werden durch Bewegungen der Kollateralbänder – mit Ausnahme einer inkonstanten plantaren Arterie – zufolge mechanischer Einflüsse beim belasteten Vorfuß nicht betroffen.

Alle Metatarsaleköpfchen zeigen eine reichlich arterielle Versorgung, ausgehend von verschiedenen diaphysären, metaphysären und epiphysären Gefäßsystemen. Je nach Anordnung und Stärke der Gefäße können in den Metatarsaleköpfchen verschiedene Typen von Blutversorgungsmustern beobachtet werden.

Aus diesen Beobachtungen darf gefolgert werden, daß Köpfchennekrosen nicht auf einer unterschiedlich starken Blutversorgung, d. h. auf zahlenmäßigen Unterschieden der Blutversorgungsgefäße, beruhen. Die beobachteten unterschiedlichen Blutversorgungsmuster ergeben eine einleuchtende Erklärung dafür, daß sich mechanische Schädigungen (z. B. eine retrokapitale Osteotomie oder eine intraartikuläre Drucküberlastung) an einer bestimmten Lokalisation unterschiedlich auswirken kann bezüglich Schweregrad und Ausdehnung der Osteonekrose.

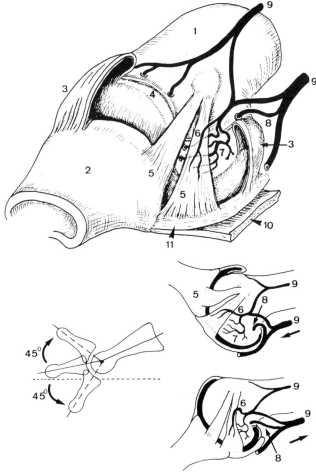

**Abb. 38 a–d  a** Beziehungen der Metatar-salkopfarterien zu den Kollateralbändern.

**b** Bewegungsgrad des Metatarsophalan-gealgelenks.

**c** Lage der Gefäße in Dorsalflexionsstel-lung.

**d** Lage der Gefäße in Plantarflexionsstel-lung.

 1  Os metatarsale
 2  Phalanx I
 3  Kapsel
 4  Synovialhaut
 5  Lig. collaterale
 6  Arterie des Kollateralbandes
 7  dorsale Kopfarterien
 8  plantare Kopfarterie
 9  zuführende Stämme
10  Lig. metatarseum transversum
11  Lig. plantare.

# 3  Spontane Metatarsale-I-Köpfchen-Nekrosen

**Anamestisch** werden seit Monaten oder Jahren bestehende Schmerzen im Großzehengrundge-lenk angegeben. Auffällig ist die langsame Progre-dienz über Jahre oder Jahrzehnte (z. B. Abb. 50, 51). Bei fast allen Patienten ist die Dorsalflexion im Großzehengrundgelenk stark eingeschränkt oder aufgehoben. Vereinzelt werden Schwellung, Einschränkung der Plantarflexion und in vier Fällen eine Spreizfußdeformität beobachtet.

**Röntgenologisch** finden sich die typischen Verän-derungen einer Osteochondrosis dissecans und/oder von Osteonekrosen sphärischer Gelenke. Die Entwicklung zur Hallux-rigidus-Arthrose

läßt sich leider nicht durch Langzeitverläufe bele-gen, erscheint aber als Trendaussage wahrschein-lich.

Die ausgesprochen langsame Entwicklung einer Hallux-rigidus-Arthrose und eine langdauernde Beschwerdearmut führen dazu, daß die **Diagnose** meist erst in einem Stadium gestellt wird, in dem sich über die Ätiologie nichts schlüssiges aussagen läßt. Die Vermutung liegt deshalb nahe, daß in einem deutlich höheren Prozentsatz als allgemein vermutet, eine Osteochondrose bzw. -Nekrose am 1. Mittelfußköpfchen die Ursache des nicht selte-nen Hallux rigidus im arthrotischen Stadium dar-stellt.

Langsame Progredienz und relative Beschwerde-armut machen eine operative **Therapie** – in zwei Fällen eine Debasierung nach *Keller-Brandes* –

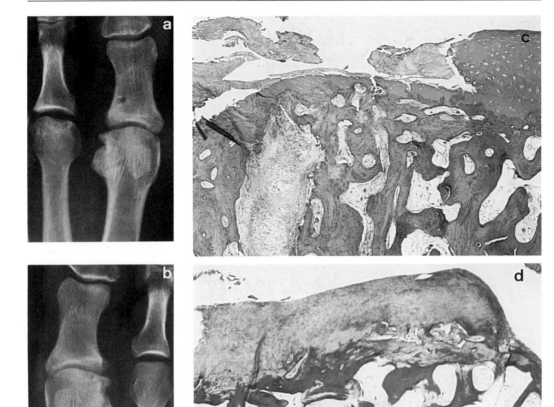

**Abb. 39 a–e**   Hallux rigidus bei Metatarsaleköpfchennekrose 1 bds. und 2 links.

**a, b**  Seit Jahren wenig schmerzhafte Einschränkung der Dorsalflexion im Großzehengrundgelenk beidseits. Verstärkte Beschwerden linkes Großzehengrundgelenk nach Traumatisierung. Radiologisch Hallux-rigidus-Arthrose beidseits und klinisch nicht manifester Zustand nach Morbus Koehler II am 2. Mittelfußköpfchen links. Zur Wiederherstellung einer schmerzfreien Beweglichkeit Grundphalanxdebasierung und Exzision aus dem nekrotisch veränderten Metatarsus-I-Köpfchen rechts.

**c**  Grundphalanxbasis: Umschriebene degenerative Veränderungen. Gelenkknorpel eingerissen, zum Teil faserig umgewandelt. Substanzrisse bis zur angrenzenden Knochenlamelle. Spongiosa verbreitert mit herdförmig fibrosiertem Mark.

**d**  Exzisat aus Metatarsus-I-Köpfchen: Hyaliner Gelenkknorpel partiell zu Faserknorpel umgewandelt. Umschrieben gesteigerter Knochenumbau in der Spongiosa.

nur selten notwendig, erlaubten dabei jedoch den histologischen Nachweis von Osteonekrosen (Abb. 39c-e).

Obgleich quantitative Angaben nicht möglich

sind, dürfte dieser Umstand doch die bis heute kaum bestrittene Meinung relativieren, wonach spontane Osteonekrosen am Metatarsus-I-Köpfchen signifikant weniger häufig auftreten als an den mittleren Metatarsaleköpfchen.

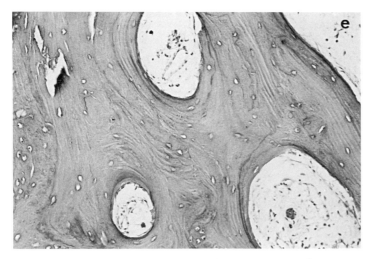

**Abb. 39 e** Knochenbälkchen weitgehend nekrotisch mit leeren Osteozytenhöhlen, zum Teil von neu gebildetem Knochengewebe umgeben.

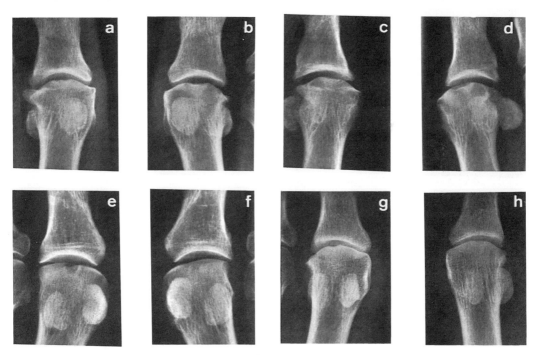

**Abb. 40 a–h**  Osteochondrotische Veränderungen am Metatarsus-I-Köpfchen.

**a–d** Seit einigen Monaten zunehmend schmerzhafte Einschränkung der Dorsalflexion im Großzehengrundgelenk beidseits. Röntgenologisch zentrale Eindellung – ähnlich einer abgelaufenen Osteochondrosis dissecans – in beiden Metatarsaleköpfchen. In den Schrägaufnahmen Herdlokalisation typischerweise leicht dorsal des Köpfchenzentrums gelegen.

**e, f** Als Zufallsbefund halbkreisförmige Eindellung zentral im Metatarsus-I-Köpfchen links. Dieser rechts abgeflacht. Keine Beschwerden, jedoch beidseits hälftige Einschränkung der Dorsalflexion.

**g, h** Geringe belastungsabhängige Beschwerden in den Großzehengrundgelenken beidseits seit Jahren. Klinisch beidseits hälftige Einschränkung der Dorsalflexion.

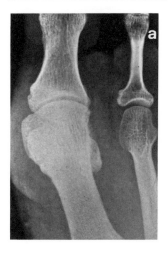
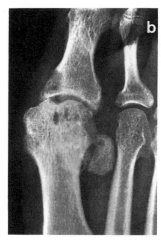

**Abb. 41 a, b** Spontane Metatarsus-I-Köpfchennekrose.

**a** Seit 4 Jahren Schmerzen im rechten Großzehengrundgelenk beim Sport. Röntgenologisch 1 Jahr nach Beschwerdebeginn: Gelenkspaltverschmälerung und Weichteilverdichtung.

**b** 3 Jahre später: Gelenkeinbruch und subchondrale Zysten im Metatarsuskopf. Aufhellungszone auch an Grundphalanxbasis, kleine Zysten am lateralen Sesamoid. Entzündungsparameter und Harnsäure O. B.

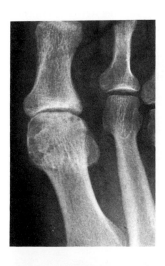

**Abb. 42** Spontane Metatarsus-I-Köpfchennekrose. Seit 6 Monaten schmerzhafte Einsteifung des rechten Großzehengrundgelenks. Radiologische typische Veränderungen einer ausgedehnten Köpfchennekrose.

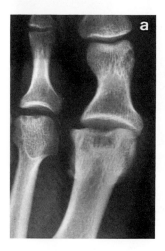
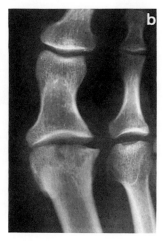

**Abb. 43 a–d** Spontane Nekrosen der Metatarsusköpfchen 1 und 2 bds.

**a, b** Belastungsabhängige Schmerzen in beiden Großzehengrundgelenken seit Jahren, wegen Schmerzzunahme nach wenigen Wochen Entlassung aus der Rekrutenschule. Ausgedehnte Metatarsus-I-Köpfchennekrose beidseits. Für Morbus Köhler II typische Veränderungen an Metatarsale-II-Köpfchen beidseits.

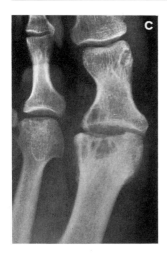
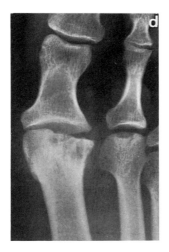

**Abb. 43 c, d**  9 Jahre später: Mäßige Progredienz der Nekrose. Wegen geringer Beschwerden keine Therapie notwendig.

# 4 Spontane Nekrosen der Metatarsaleköpfchen II bis V (Morbus Köhler II)

Eine Übersicht über die Erhebungen bei Diagnosestellung für floride Fälle und Spätzustände gibt Abb. 45, Alter und Geschlechtsverteilung sind in Abb. 44 dargestellt.

Bei den **floriden Fällen** waren es ausnahmslos Belastungsschmerzen, welche zur Diagnose führten. Mehrheitlich fand sich bei diesen Patienten (Abb. 45) auch eine Druckschmerzhaftigkeit und Schwellung über dem betroffenen Metatarsaleköpfchen. Eine Spreizfußdeformität wurde bei knapp der Hälfte der Patienten festgestellt. Erwartungsgemäß finden sich typische röntgenologische Veränderungen (Abb. 45) bei allen

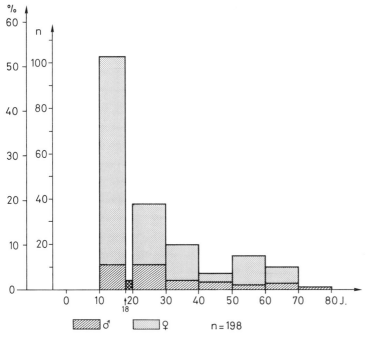

**Abb. 44**  M. Köhler II – Floride Fälle und Folgezustände. Alter bei Diagnosestellung und Geschlechtsverteilung. Krankengut der Klinik Balgrist.

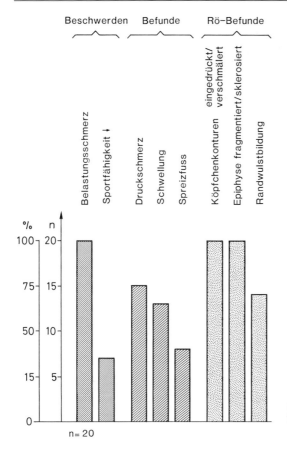

**Abb. 45**  M. Köhler II – Floride Fälle (Langzeitkollektiv). Beschwerden und Befunde bei Diagnosestellung.

Patienten, da die Diagnose erst durch einen positiven Röntgenbefund gesichert wird.

In einem Fall konnten wir das spontane Auftreten einer Metatarsale-II-Köpfchennekrose – eine primäre idiopathische Erkrankung nach Wachstumsabschluß – bei einer 58jährigen Patientin beobachten (Abb. 47, 48). Eine solche Beobachtung ist unseres Wissens in der Literatur bisher nicht dokumentiert.

Bei den **Folgezuständen** nach Morbus Köhler II gaben 3/4 der Patienten belastungsabhängige Beschwerden an, während bei 1/4 die Diagnosestellung zufällig erfolgte, d. h. ohne daß der Folgezustand Beschwerden verursacht hätte (Abb. 49).

Beschwerdeauslösend waren belastungsabhängige Tätigkeiten wie Laufen, Gehen und Stehen. Die bei 1/5 angegebenen belastungsunabhängi-

gen Schmerzen dürften durch einen persistierenden Reizzustand verursacht worden sein.

Die Schmerzlokalisation wurde bei 2/3 der Patienten im betroffenen Grundgelenk, bei 1/3 im ganzen Vorfuß lokalisiert. 1/4 der Patienten beobachtete eine Schwellung meist bei Beschwerdebeginn.

Bei 1/3 der Patienten vage erinnerliche Traumen im Vorfußbereich ließen bei genauerer Befragung einen Zusammenhang mit dem Morbus Köhler II als fraglich oder unwahrscheinlich einstufen. Umgekehrt zeigten mehrere Fälle eindrücklich, daß lange Zeit symptomfreie Arthrosen nach einer Traumatisierung anhaltend schmerzhaft werden können.

Die Befunde bei Diagnosestellung entsprachen im Wesentlichen den Angaben in der Literatur: Eine dorsale Druckdolenz wurde bei 50 % der

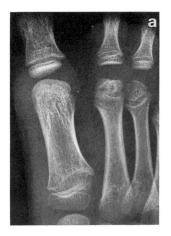
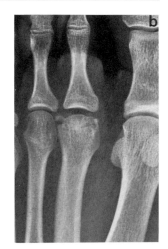

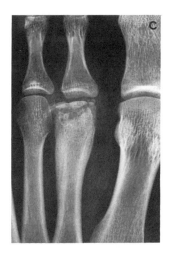
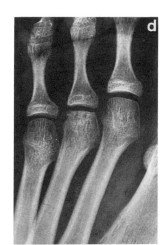

**Abb. 46 a–f**  Morbus Köhler II – verschiedene Formen der floriden Erkrankung

**a** Fragmentation des Epiphysenkerns.

**b** Einbruch der Kopfkalotte.

**c** Kopffragmentation und kolbenförmige Verdickung des distalen Metatarsaleabschnitts.

**d** Abflachung der Kopfkontur und subchondrale Zystchenbildung.

**e, f** Dissekatbildung.

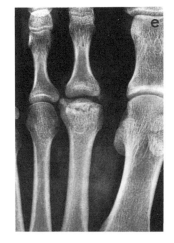
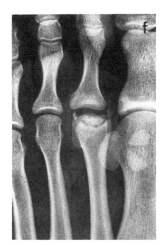

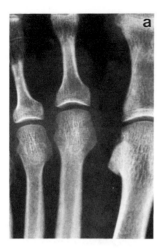
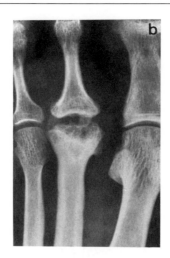

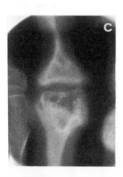
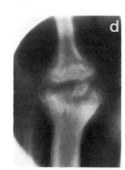

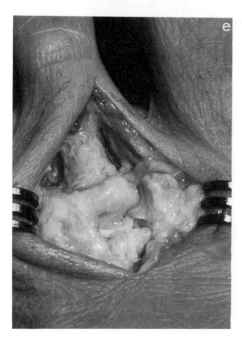
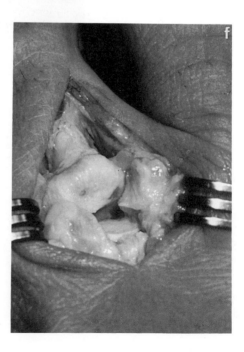

**Abb. 47 a–f** Spontane Nekrose Metatarsale-II-Köpfchen bei 58jähriger Patientin.

**a** Vor 6 Jahren spontane heftige Schmerzen im linken Vorfuß: Röntgenologisch negativer Befund.

**b** 6 Jahre später: Intermittierend belastungsabhängige Schmerzen, Einschränkung der Dorsalflexion im Grundgelenk der 2. Zehe. Röntgenologisch für Morbus Köhler II typische Veränderungen. Steroidinjektionen im schmerzhaften Grundgelenk wurden nicht vorgenommen.

**c, d** Tomogramme: Köpfchen eingebrochen, multiple subchondrale Zysten, Dissekatbildung.

**e, f** Operationssitus: Zehengrundgelenk zerstört. Zentral über dem Köpfchen abgelöste Knorpelschuppe (e), Corpus librum mit Synovia verwachsen (f).

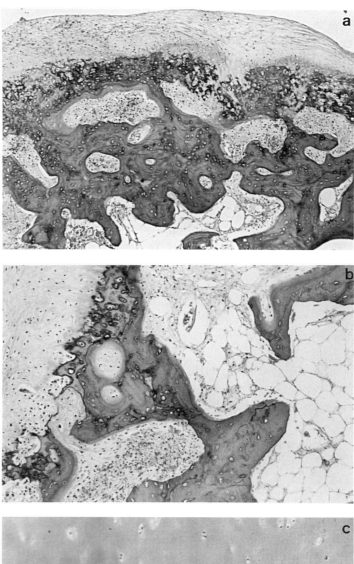

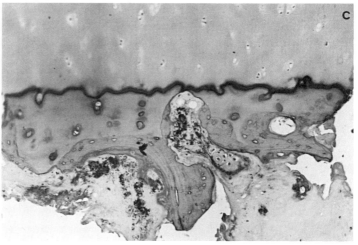

**Abb. 48 a–e**
Histologischer Befund
zu Abb. 47 (s. auch S. 56).

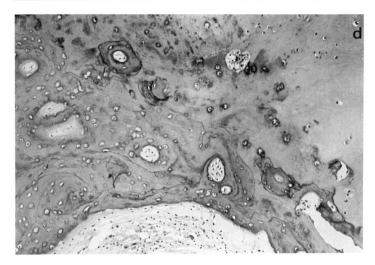

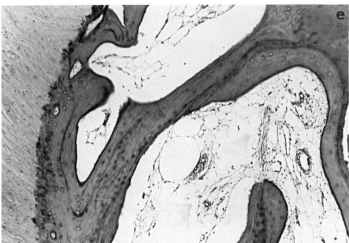

**Abb. 48 a–e**   Histologischer Befund zu Abb. 47.

**a, b** Freier osteokartilaginärer Gelenkkörper mit größeren Nekrosebezirken und devitalisierten, teils faserig umgewandelten Marktanteilen. HE 63× (a), HE 100× (b).

**c** Weitgehend devitalisierte Knochen/Knorpellamelle der Gelenkfläche. HE 100×.

**d** Ausschnitt aus der Gelenkfläche des Metatarsale-II-Köpfchens zeigt vorausgegangene Remodellierung mit arthrotischen Veränderungen bei ausgedehnter Osteonekrose. HE 100×.

**e** Ausschnitt aus der Gelenkfläche zeigt Nekrosen von Fettmark und einzelnen Lamellensystemen des subchondralen Knochengerüstes. HE 63×.

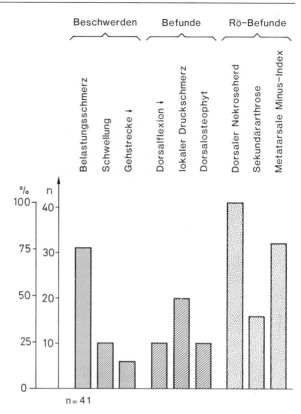

**Abb. 49** M. Köhler II – Folgezustände (Langzeitkollektiv). Beschwerden und Befunde bei Diagnosestellung.

Fälle angegeben, begleitet von einer Bewegungseinschränkung vorwiegend der Dorsalflexion im entsprechenden Zehengrundgelenk. Ein palpabler dorsaler Osteophyt wurde bei 1/4 der Patienten beobachtet.

Zum Zeitpunkt der Diagnosestellung bestanden bei fast 2/5 der Patienten fortgeschrittene Arthrosen, die dem 3. (letzten) Stadium der Einteilung nach *Bragard* entsprachen (Tab. 7).

Über die Langzeitresultate bei den beschriebenen Patientenkollektiven wird in Kapitel G berichtet.

# 5 Symptomatische Metatarsaleköpfchen-Nekrosen

Unter den 139 Patienten, bei denen meist beidseits eine retrokapitale Osteotomie von Metatarsale I durchgeführt worden war, fanden sich sechs Fälle, bei denen eine postoperativ aufgetretene Kopfnekrose die Ursache einer schmerzhaften Einsteifung und Entwicklung zur Hallux-rigidus-

Arthrose darstellte. In vier von diesen Fällen müssen Mängel in der Operationstechnik als Ursache der Köpfchennekrose betrachtet werden (Abb. 50, 51). Meist lag die Osteotomie transkapital, was neben der Schädigung intraossärer Kopfgefäße auch eine Traumatisierung der kapsulären Versorgungsgefäße bedingt. Im Rahmen einer Dissertation hat *Keller* (1982) Patienten unserer Klinik mit Hallux rigidus und arthrotischem Hallux valgus nachuntersucht, bei denen in den Jahren 1976–1979 43 einstielige Silastikimplantate nach *Swanson* im Großzehengrundgelenk eingesetzt worden waren. Neben zahlreichen Osteolysen um den Implantatstiel fanden sich sechs rasch progrediente Osteonekrosen von Metatarsale-I-Köpfchen (Abb. 52). Die postoperativen Röntgenbilder sind in diesen Fällen unauffällig, auch werden keine technischen Schwierigkeiten im Operationsbericht vermerkt. Die Vermutung liegt deshalb nahe, daß eine insuffiziente Blutversorgung des Metatarsaleköpfchens vorbestanden hat und vielleicht sogar die Ursache der Hallux-rigidus-Arthrose darstellte. Durch eine operative

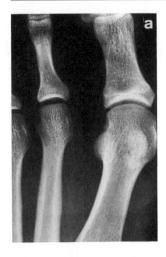
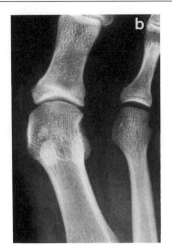
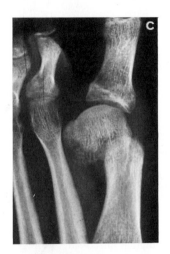
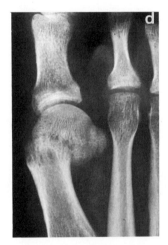
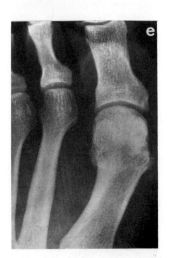
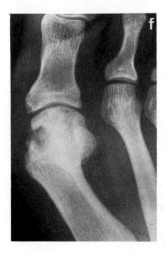

**Abb. 50 a–f** Matatarsale-I-Köpfchen-nekrose nach Osteotomie.

**a, b** Schmerzhafter Hallus valgus (Pseudoexostose) bei damals 17jähri-ger Patientin.

**c, d** Retrokapitale Osteotomie von Metatarsale I beidseits.

**e, f** 4 Jahre später: Osteonekrose von Metatarsale-I-Köpfchen rechts mit schmerzhafter Bewegungseinschrän-kung (f), links beschwerdefrei. Post-operativ Verkürzung des 1. Strahls beidseits.

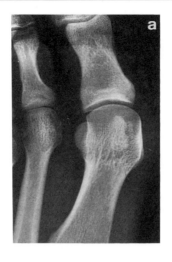
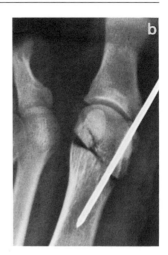
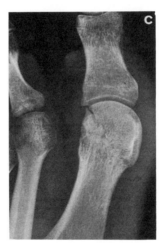
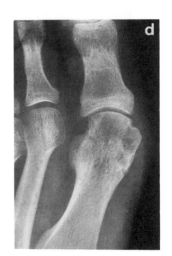
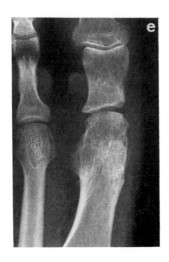
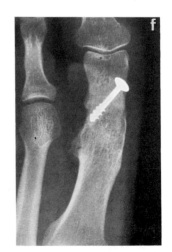

**Abb. 51 a–f** Metatarsus-I-Köpfchennekrose nach Osteotomie.

**a, b** Wegen schmerzhaftem Hallux
valgus (a) retrokapitale Metatarsale-
osteotomie, atypische Osteotomielage
(b).

**c** Zustand 2 Monate postoperativ.

**d** 1 Jahr postoperativ unregelmäßige
Kopfkontur, subchondrale Zystenbil-
dung. Entwicklung zur Kopfnekrose.

**e** Wegen zunehmender schmerzhafter Einsteifung Grundgelenksdebasie-
rung notwendig.

**f** Wegen persistierender Schmerzen
schließlich Großzehengrundgelenksar-
throdese.

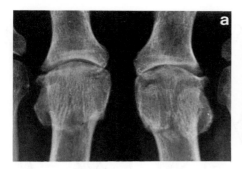
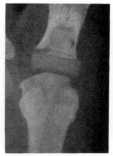
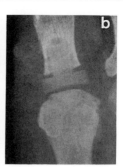

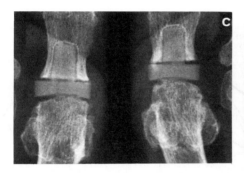
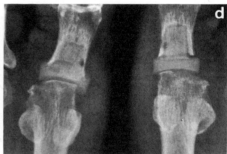

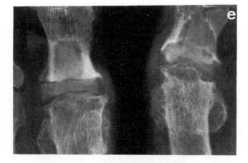

**Abb. 52 a–e**    Silastik-Implantate und Metatarsus-I-Köpfchennekrose.

**a, b** Wegen Hallux-rigidus-Arthrose (a) Einsetzen eines Silastikimplantates im Großzehengrundgelenk beidseits.

**c, d** Röntgenkontrollen 2 Monate (c) und 9 Monate (d) postoperativ: geringe belastungsabhängige Schmerzen.

**e** 4 Jahre postoperativ: Progrediente Schmerzen im Großzehengrundgelenk beidseits bei ausgeprägter Osteolyse um das Implantat und Köpfchennekrose machen die Implantatentfernung notwendig.

Schädigung der Gelenkkapsel wurden möglicherweise köpfchenversorgende Gefäße lädiert und dadurch eine Köpfchennekrose verursacht. Bei 97 Patienten mit meist an mehreren lateralen Metatarsalia gleichzeitig durchgeführten retrokapitalen Osteotomien konnten wir nie eine Köpfchennekrose beobachten.

Unter 272 Patienten mit Metatarsalefrakturen finden sich in fünf Fällen Köpfchennekrosen (Abb. 53, 54). Nach Weichteilschädigungen des Fußes haben wir in einem Fall eine Metatarsale-III-Köpfchennekrose beobachtet als Folge einer Hundebißverletzung, eine Nekrose ist durch elektrische Stromeinwirkung aufgetreten.

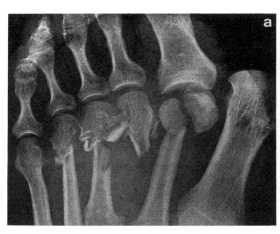 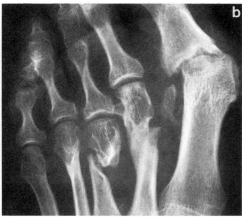

**Abb. 53 a,b**  Posttraumatische Metatarsus-I-Köpfchennekrose.

**a** Hufschlagverletzung am linken Vorfuß, Frakturen operativ reponiert und transfixiert.

**b** 1 1/2 Jahre nach Unfall: Frakturen weitgehend konsolidiert, posttraumatische Metatarsale-I-Köpfchennekrose, Pseudarthrose von Metatarsale 3. Klinisch: Großzehengrundgelenk schmerzhaft, teilversteift. Ganzer Vorfuß vermindert belastbar.

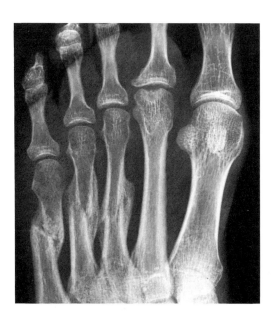

**Abb. 54**  Posttraumatische Metatarsus-II-Köpfchennekrose. 3 Jahre nach Fraktur der Metatarsalia III–V links. Schmerzhafte Bewegungseinschränkung im Grundgelenk der 2. Zehe als Ausdruck einer posttraumatischen Osteonekrose des 2. Metatarsaleköpfchens.

# E. Diagnostische Methoden zur Früherkennung

Die geringe Aussagekraft klinischer und radiologischer Untersuchungen in der Frühdiagnostik von Knochennekrosen hat hauptsächlich an Hüft- und Kniegelenk zum Einsatz anderer diagnostischer Methoden geführt (*Arlet* 1971, *Hungerford* und *Zizic* 1978 u. a.). Eine zusammenfassende Wertung der funktionellen Untersuchungsmethoden (Tab. 8) für das Hüftgelenk findet sich bei *Ficat* und *Arlet* (1980).

Die **Computertomographie** bringt nach unseren Erfahrungen im Vergleich zur Tomographie eine deutlich verbesserte Diagnostik ossärer Veränderungen am Fußskelett.

**Histologische Untersuchungen** liegen aus den ersten Jahrzehnten nach Entdeckung des Morbus Köhler II in großer Zahl vor. Sie wurden möglich durch den Umstand, daß die Resektion des erkrankten Metatarsaleköpfchens während längerer Zeit als Therapie durchgeführt wurde. Die systematischen Studien des histologischen und röntgenologischen Krankheitsablaufs von *Axhausen* (1922, 1923) und anderen Autoren wurden nur an Patienten vorgenommen, bei denen ein operatives Vorgehen diagnostische Zweifel beseitigen oder einem therapeutischen Zweck dienen soll.

**Szintigraphie** und **Szintimetrie** erlauben qualitative oder quantitative Aussagen über lokale Veränderungen von Durchblutung und/oder Metabolismus eines Skelettabschnitts. Solche Veränderungen sind wesentlich früher als entsprechende röntgenologische Zeichen erfaßbar (*Crutchlow* 1970, *Muheim* und *Bohne* 1970, *Bessler* 1971, 1979, *D'Ambrosia* et al. 1978). Allerdings ist die Methode – besonders angesichts der kleinen Verhältnisse am Vorfuß – wenig spezifisch und läßt oft keine Unterscheidung zwischen Nekrosen einerseits und posttraumatischen, entzündlichen oder bestimmten neoplastischen Veränderungen andererseits zu. Eine systematische Anwendung der Methode in der Diagnostik von Metatarsaleköpfchennekrosen erschien uns deshalb unzweckmäßig.

In Einzelfällen sind die in Frühstadien von Hüftkopfnekrosen beobachteten Änderungen des intramedullären Drucks (*Ficat* und *Arlet* 1980, *Hungerford* 1981) und die charakteristischen venographischen Abflußstörungen auch an den Metatarsalia feststellbar. Bei einem Patienten mit einer symptomatischen Metatarsus-I-Köpfchennekrose verdanken wir Prof. *P. Ficat* entsprechende positive Resultate (Abb. 55 e,f). In der Regel jedoch macht das Mißverhältnis zwischen diagnostischem Aufwand und therapeutischem Nutzen die Anwendung der in Tab. 8 aufgeführten funktionellen Untersuchungen nicht zumutbar.

**Tabelle 8**   Diagnostik ossärer Veränderungen (nach *Ficat, Arlet:* Ischemia and necroses of bone. Williams und Wilkins, Baltimore 1980).

| | |
|---|---|
| Diagnostik (histo)morphologischer Veränderungen | Klinik Radiologie Computertomographie Histologie |
| Funktionelle Diagnostik | Szinigraphie intramedulläre Druckmessung Arterio-Veno-Phlebographie Oxymetrie Thermometrie Flow-Messungen |

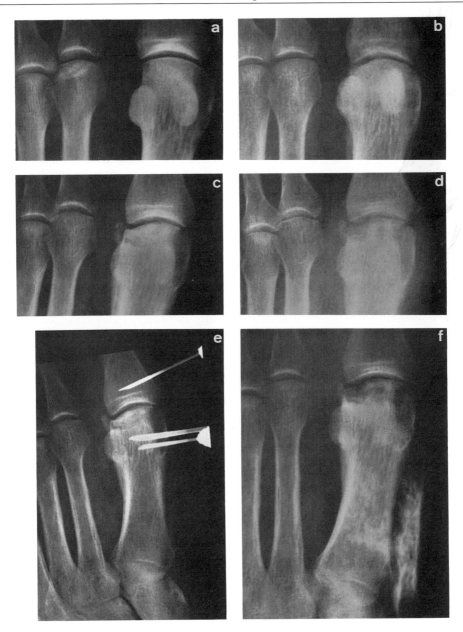

**Abb. 55 a–f**    Intraossäre Druckmessung bei Metatarsus-I-Köpfchennekrose.

**a** Seit 4 Jahren spontan aufgetretene intermittierende Schwellungen im Großzehengrundgelenk links. Folgezustand nach Morbus Köhler II am 2. Metatarsaleköpfchen klinisch nicht manifest.

**b** Schmerzzunahme und Schwellung im Großzehengrundgelenk. Klinisch Infektverdacht.

**c** 2 Monate später ausgeprägte Metatarsus-I-Köpfchennekrose mit Dissekatbildung und Zunahme der Periostitis.

**d** Entfernung des Dissekates und Probebiopsie: Synovitis bei Hämochromatose.

**e** Intraossäre Druckmessung: Im nekrotischen Metatarsaleköpfchen deutlich erhöht gegenüber dem Wert in der Grundphalanx.

**f** 30 Minuten nach Phlebographie intraossär: deutlich verzögerter venöser Abfluß.

# F. Klinisch-radiologische Differentialdiagnose

## 1 Allgemeine Charakteristika

Bei den meisten pathologischen Veränderungen an Metatarsaleköpfchen und/oder Zehengrundgelenken treten spontane oder belastungsabhängige Schmerzen in unterschiedlichen Stadien des Krankheitsprozesses im Vorfuß auf. Die wichtigste Schmerzeinteilung unterscheidet den **mechanischen** Schmerz, der nach Belastung seinen Höhepunkt erreicht und in Ruhe abklingt vom **entzündlichen** Schmerz, der entweder kontinuierlich ist oder sich als Schmerzkrise in der zweiten Nachthälfte manifestiert. Auch bei Arthrosen der Fußgelenke sind morgendliche Anlaufschmerzen und belastungsabhängige Schmerzzunahme im Laufe des Tages typisch. Mechanischer Schmerz wird durch Belastung verstärkt, kann aber auch allein durch das Körpergewicht (**statische** Beschwerden) und/oder durch Bewegung des unbelasteten Gelenks (**dynamische** Beschwerden), durch maximale Mobilisation (**Endphasenschmerz)** oder als **Druckschmerz** durch Schuhdruck entstehen.

Die entzündlichen Schmerzen sind Dauerschmerzen, häufig pulsierend und verstärkt bei Hängelage des Fußes (Stase). Verstärkung in der zweiten Nachthälfte und bei morgendlichem Anlaufen wird vorwiegend bei rheumatisch verursachtem Gelenkbefall beobachtet. Zusätzlich zu den mechanischen und entzündlich bedingten Schmerzen sind zu differenzieren:

a) **Radikuläre Schmerzen** mit charakteristischer Lokalisation,
b) **neuralgische Schmerzen** entsprechend dem peripheren Verlauf der betroffenen Nervenäste,
c) **hypoxämisch bedingte Schmerzen** auf der Grundlage arterieller Stenosen,
d) **Phantomschmerzen,**
e) **Parästhesien,**
f) **Schmerzen bei plantaren Hyperkeratosen** (nur zum Teil statisch bedingt).

Schon *Axhausen* (1923) hat gezeigt, daß das Röntgenbild in der Frühphase der juvenilen Osteonekrosen negativ ist. Später hat auch die Toulouser Schule um *Ficat* und *Arlet* (1980) die Aussagekraft von Röntgenbildern relativiert und die funktionellen Techniken zur frühen Entdeckung pathologischer Knochenveränderungen hauptsächlich im Femurkopfbereich systematisiert.

Obgleich das Auftreten von Schmerzen im Vorfuß im präradiologischen Stadium differentialdiagnostische Überlegungen zur gesamten regionalen Pathologie nötig macht, läßt sich praktisch die Diagnose der häufigen Erkrankungen und Unfallfolgen am Vorfuß durch eine klinische und röntgenologische Untersuchung schlüssig stellen. Nur selten sind bei unklarer Diagnose weitere Abklärungen notwendig.

Die gezielte klinische Untersuchung läßt schmerzverursachende Strukturen und pathologische Veränderungen meist eindeutig lokalisieren. In der klinischen Diagnostik am Fuß ist die Ermittlung von **Druckschmerzpunkten** und **Funktionseinschränkungen** für Lokalisation und häufig auch Ursache einer Affektion aussagekräftig. Eine Übersicht über häufige Druckschmerzpunkte und ihre möglichen Ursachen am Vorfuß vermittelt (Abb. 56 a,b).

## 2 Anlagestörungen, Formfehler und -varianten

Die Knochenkerne der Metatarsalediaphysen werden bereits im dritten Fetalmonat angelegt, während Ossifikationszentren in den Epiphysen erst im 3. Lebensjahr erscheinen (Abb. 2) und um das 15. Lebensjahr mit den Diaphysen verschmelzen (*Flecker* 1952). Ossifikationsstörungen am Vorfuß sind häufig und stark variabel (*Colwell* 1927, *Sawtell* 1931). Sie umfassen mehrfache Ossifikationskerne für Epiphysen an normaler Lage oder am proximalen Diaphysenende liegende Epiphysen für die Metatarsalia II-V (*De Cuveland* 1955), bzw. eine distal liegende Epiphyse an Metatarsale I (*Köhler* und *Zimmer* 1982).

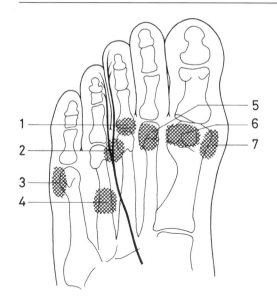

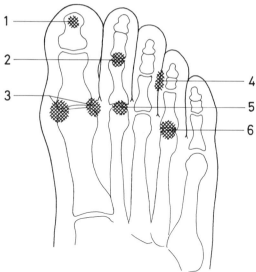

**Abb. 56 a,b**    Häufige Druckschmerzpunkte am Vorfuß.

**a** Sicht von plantar:
1 Zehengrundgelenk (z. B. Synovitis/Arthrose)
2 Intermetatarsal: Morton'sche Neuralgie
3 Pseudoexostose/Bursa über Metatarsale-V-Köpf-
   chen (z. B. Pes transverso planus)
4 Metatarsale-(Ermüdungs-)Fraktur
5 Metatarsaleköpfchen plantar („Metatarsalgie")
6 mediales und/oder laterales Sesamoid (z. B.
   Arthrose/Chondropathie)
7 „Pseudoexostose" bei Hallux valgus

**b** Sicht von dorsal:
1 subunguale Exostose
2 Clavus über PIP-Gelenk (Hammerzehe)
3 Osteophyten bei Großzehengrundgelenksarthrose
4 Interdigitalclavus
5 Dorsalosteophyt bei abgelaufenem M. Köhler II
6 Synovitis Grundgelenk

Über multiple Pseudoepiphysen bei Dysostosis cleido-cranialis an den Metatarsalia II, III und V berichtet *Maas* (1954). Selten können die Kerne der runden oder eckigen Capitula von Metatarsale II-V geteilt auftreten (*Köhler* und *Zimmer* 1982).

Vereinzelt werden kugelige Verwölbungen am distalen Ende von Metatarsale I beobachtet, wahrscheinlich durch atypische distale Epiphysen am 1. Strahl verursacht.

Eine zweigeteilte Epiphyse der Großzehengrund-phalanx konnten wir bei einem jungen Patienten mit Hallus rigidus beobachten. Als Melorhe-ostose wird eine klinisch stumm verlaufende here-ditäre Skelettanomalie bezeichnet, die röntgeno-logisch durch kerzentrophenförmige (hyerostoti-sche) Veränderungen charakterisiert ist (Abb. 57).

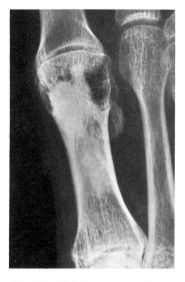

**Abb. 57**    Melorheostose von Metatarsale I. Zufallsbe-fund nach Vorfußkontusion, klinisch beschwerdefrei.

# 3   Arthritiden

Die **progredient chronische Polyarthritis** führt am Fuß später als an der Hand zu krankhaften Veränderungen, läßt aber am Fuß häufiger als an anderen Gelenken typische Röntgenbefunde bei noch nicht manifesten klinischen Krankheitszeichen beobachten.

Bevorzugter Sitz der frühen Röntgenzeichen Erguß, Ödem, Kapselschwellung sind die MP-Gelenke I und V, die wegen der Kapselschwellungen ein Auseinandertreten der Metatarsaleköpfe beobachten lassen (Abb. 58).

Klinisch und röntgenologisch charakteristische Veränderungen der Krankheit sind in der Regel erst im Destruktions- und Mutilationsstadium nach jahre- oder jahrzehntelangem Verlauf erreicht, dabei sind die typischen Fehlstellungen der MP-Gelenke durch Zerstörungen des Kapselbandapparats bedingt.

Bei der **Psoriasisarthritis** sind die Interphalangealgelenke bevorzugt befallen (Abb. 59). Auch beim *Morbus Reiter* treten am Vorfuß meist asymmetrisch lokalisierte Arthritiden mit häufigen periostalen Reaktionen und Resorptionsvorgängen an den Nagelfortsätzen auf.

**Bakterielle Gelenkinfektionen** (Abb. 60) zeigen im Initialstadium ebenfalls die klassischen Entzündungszeichen klinisch und röntgenologisch und können rasch den ganzen Vorfuß befallen.

Dabei macht die zu Beginn geringe Spezifität der Entzündungszeichen in den Zehengrundgelenken auch die Abgrenzung spezifischer und entzündlich-rheumatischer Arthritiden und den Gedanken an eine Arthritis urica notwendig.

**Fußphlegmonen** lösen nebst periostalen Reaktionen fleckige und in späteren Stadien diffuse Demineralisationen des Fußskeletts aus. Differentialdiagnostisch entscheiden die klinischen Befunde darüber, ob es sich um eine Immobilisa-

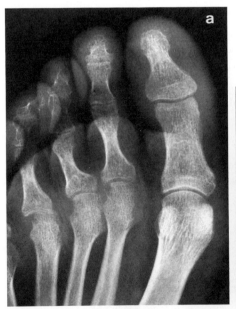
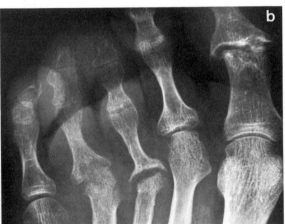

**Abb. 58 a, b**   Chronische Polyarthritis.

**a** Röntgenfrühzeichen an den bevorzugt befallenen MP-Gelenken (II–IV) bei progredient chronischer Polyarthritis: Synovitisch bedingte Ausdehnung des Kapselschattens, Gelenkspaltverschmälerung in den betroffenen Zehengrundgelenken, Subluxation des MP-IV-Gelenks.

**b** 7 Jahre später: Zehengrundgelenk III zerstört bei Osteolyse des Metatarsusköpfchens, fortgeschrittene Destruktion des MP-Gelenks IV. Entzündliche Schädigung auch im Großzehennagelgelenk, welches bei der pcP häufiger erkrankt als die anderen Interphalangealgelenke.

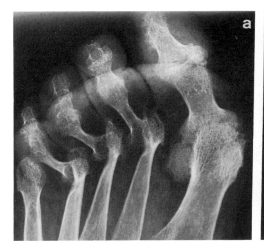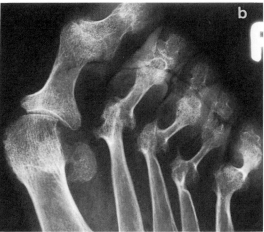

**Abb. 59 a,b**  Psoriasisarthritis. Seit dem Alter von 22 Jahren Psoriasis mit Arthritiden der Fuß- und Zehengelenke beidseits. Vor 10 Jahren Kleinzehenamputation links wegen schmerzhafter Deformität. Großzehen beidseits rigide, übrige Zehen krallenförmig deformiert. Unterschiedlich fortgeschrittene Destruktion aller Metatarsophalangealgelenke (a,b).
**a** Knöcherne Ankylose der IP-Gelenke II–IV sowie des Großzehengrundgelenks links.
**b** Subluxation im Großzehengrundgelenk rechts, kalkdichte Ausziehungen (ossifizierende Periostitiden) an den Grundgelenken II–IV.
Vom Befallsmuster und den Einzelbefunden her typische Psoriasis-Arthritis.

tionsosteoporose oder um eine Sudecksche Dystrophie bei Abklingen der Infektion handelt. *Dihlmann* (1982) hat auf die Verwechslungsmöglichkeit starker Demineralisation an den Metatarsusköpfchen mit arthritischen Randusuren hingewiesen.

## 4  Arthrosis deformans

Der **Hallux valgus** ist die häufigste Ursache einer Großzehengrundgelenk-Arthrose, wobei durch die seitliche Luxation der Sesamoide aus ihren Gleitlagern auch diese mit der Zeit arthrotisch verändert werden. Ursache dieser Arthrose ist die Fehlbeanspruchung im Gelenk zufolge Lateraldeviation der Großzehe, häufig begleitet von einer pronatorischen Fehlstellung. Mit Verlagerung des Drehpunkts nach lateral artikuliert die Basis der Grundphalanx nur noch mit dem lateralen Metatarsuskopfanteil. Der Hallux valgus ist deshalb eine präarthrotische Deformität, die Frühbeschwerden sind allerdings meist durch Druck auf die mediale Prominenz des Metatarsuskopfs verursacht.

Der **Hallux rigidus** beginnt häufig beim Jugendlichen als Plantarflexionskontraktur, die zur arthrotischen Einsteifung (Abb. 61) mit kompensatorischer Hypermotilität im Interphalangealgelenk führt.

Häufigste Ursache von Arthrosen der mittleren Zehengrundgelenke ist der Morbus Köhler II. Posttraumatische Arthrosen sind relativ selten.

## 5  Osteopathien

**Osteoarthropathien** sind Gelenkerkrankungen mit unterschiedlich stark ausgeprägter Beteiligung des gelenknahen Knochens, die sich klinisch und röntgenologisch von den charakteristischen Veränderungen der Arthritis und Arthrosis deformans und auch dem typischen Bild gelenknaher Osteonekrosen unterscheiden.

Frühzeitig und häufig befallene Gelenke werden als **Testgelenke** bezeichnet. Osteoarthropathien können auch als Mischverläufe zwischen Arthritiden und Arthrosen definiert werden, wobei am selben Patienten beide Formen auftreten können.

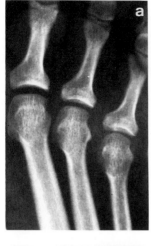
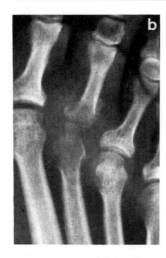
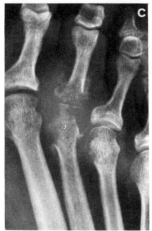
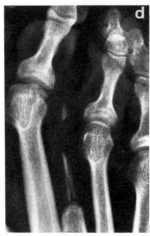

**Abb. 60 a–d**  Infektion durch Stichverletzung.

**a** Wenige Tage nach Nagelverletzung am Vorfuß plantar Schmerzen und Schwellung. Radiologisch keine Veränderungen.

**b** Nach 4 Wochen: Trotz konservativer Infekttherapie Schmerz und Schwellung im Vorfuß. Radiologisch: Zunehmende Knochenentkalkung, Weichteilschwellung, Gelenkspaltverschmälerung und fortschreitende Knochenarrosionen als Zeichen einer pyogenen Arthritis.

**c** 1 Woche später fortschreitende Gelenkdestruktion mit periostalen Knochenneubildungen.

**d** Wegen fortschreitender Osteomyelitis wurde in der Folge eine transmetatarsale Amputation des 2. Strahls nötig.

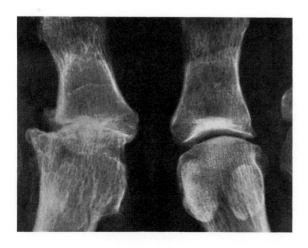

**Abb. 61**  Großzehengrundgelenksarthrose links. Seit Jahren zunehmende schmerzhafte Einsteifung im linken Großzehengrundgelenk, rechts beschwerdefrei. Radiologisch: Fortgeschrittene Großzehengrundgelenksarthrose links.

Bei der **Gichtarthropathie** ist das Großzehengrundgelenk das bei 50 % der Gichtkranken primär und bei etwa 3/4 überhaupt beteiligte Gelenk. Typische Veränderungen einer Gichtarthropathie zeigen auch recht häufig die übrigen Zehen. Der Tophus als auffallendstes Merkmal der chronischen Gichtarthropathie wird am häufigsten am Großzehengrundgelenk beobachtet (*Dihlmann* 1982).

Im klassischen Gicht-Erstanfall mit den hochakuten Entzündungszeichen lassen sich im Röntgenbild die typischen Zeichen einer Weichteilschwellung (Abb. 62) beobachten, während gelenknah am Knochen keine pathologischen Veränderungen sichtbar sind. Erst später sind Gelenkspaltverschmälerung, Knochenarrosion und bei chronischem Verlauf der Tophus radiologisch typisch.

Dieser führt bei subchondraler Lokalisation zur Osteolyse und Auftreibung des Knochens, in den Weichteilen paraartikulär zu Knochenarrosion und/oder periostaler Knochenneubildung (Abb. 63). Bei chronischem Verlauf der Gichtarthropathie kommt es zur Entwicklung einer vom Hallux rigidus kaum unterscheidbaren Arthrose. Eine Bestimmung des Harnsäurespiegels wird deshalb bei allen Hallux-rigidus-Patienten empfohlen.

Der charakteristische unregelmäßige Gelenkumbau bei **neurogenen Osteoarthropathien** beschränkt sich kaum je auf die MP-Gelenke, obgleich diese auch betroffen sein können. Wie an anderen kleinen Knochen überwiegt an den Metatarsalia die Knochenresorption, während an den großen Gelenken Knochenneubildung vorherrscht. Hauptsächliche Ursachen neurogener

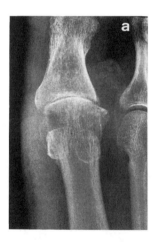
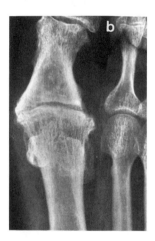

**Abb. 62 a,b**  Arthritis urica.

**a** Seit 3 Monaten Schmerzen und Schwellung im Großzehengrundgelenk. Urikämiewerte mehrfach stark erhöht: Akute Arthritis urica. Die umschriebene Transparenzerhöhung mit Verdünnung der Spongiosabälkchen in der Grundphalanx sprechen mit den klinischen und Laborbefunden für das Vorliegen eines Knochenmarktophus.

**b** 6 Jahre später: Typische Hallux-rigidus-Arthrose, Marktophus in Grundphalanx.

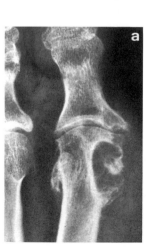
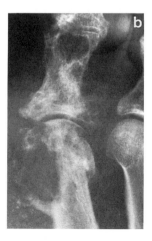

**Abb. 63 a,b**  Chronische Gichtarthropathie. Fortgeschrittene grundgelenknahe Veränderungen bei lange bekannter chronischer Gichtarthropathie.

Osteoarthropathien sind Tabes dorsalis, Syringomyelie, angeborene Analgesie (*Francillon* 1965). Auch nach Verletzungen und toxischen Schädigungen sind neurogene Osteoarthropathien am Fuß beschrieben (*Klümper* et al. 1968). Zu den neurogenen Osteoarthropathien sind verschiedene Beobachtungen in der Literatur zu zählen, die als wesentliches gemeinsames Merkmal reaktionslose Osteolysen an den Akren aufweisen und die deshalb auch als Osteolysesyndrom (*Sommer* und *Reinhardt* 1952, *Reinhardt* 1981) bezeichnet werden.

In unserem Krankengut meist vertretene neurogene Osteoarthropathie ist der Diabetes mellitus mit bevorzugtem Befall des Vorfußes (*Reinhardt* 1981). Die röntgenologischen Manifestationsformen reichen von der reaktionslosen Osteolyse (Abb. 64) über arthritische Veränderungen (Abb. 65) bis zu den schwer destruktiven Schädigungen des Charcot-Gelenks: Osteolyse, dichte unregelmäßig geformte subchondrale Spongiosasklerose, starke Fragmentation der gelenktragenden Strukturen, gelenknahe Verkalkungen und Knochenneubildungen sowie Instabilitätszeichen des Kapselbandapparats (Abb. 64, 65a). Eine übersichtliche Zusammenstellung der Röntgenveränderungen am diabetischen Fuß findet sich bei *Belser* (1969).

Ein klinisch wichtiger Begleitbefund der diabetischen Osteoarthropathie – wie auch anderer neurogener Osteoarthropathien – ist das Malum perforans am Fuß. Über Sekundärinfektionen kommt es zu den klinischen und röntgenologischen Befunden von Periostitis und Osteomyelitis.

Osteolytische Defekte der Metatarsaleköpfchen werden auch bei Malum perforans pedis anderer Genese und primär arteriellen Durchblutungsstörungen (*Heilmann* 1982) beobachtet (*Sommer* und *Reinhardt* 1952, *Klümper* et al. 1968, *Klenk* et al. 1978, *Lameiras* 1983).

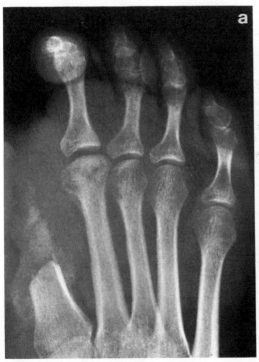 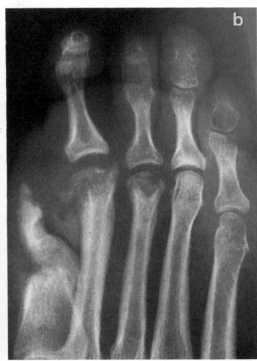

**Abb. 64 a,b**    Osteoarthropathie bei juvenilem Diabetes mellitus.

**a** Zustand nach transmetatarsaler Amputation des 1. Strahls wegen therapieresistenter Großzehennekrose.

**b** 3 Monate postoperativ reparative Ossifikation an Metatarsale-I-Stumpf. Progrediente Osteoarthropathie im Zehengrundgelenk II und III.

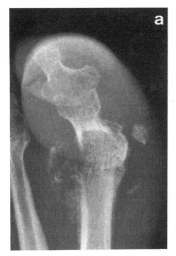
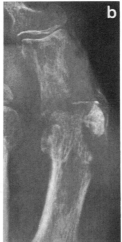
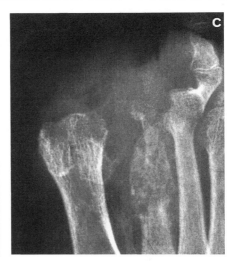

**Abb. 65 a–c**   Verschiedene Manifestationsformen der diabetischen Osteoarthropathie am Vorfuß.

**a** Klinisch: Großzehengrundgelenk eingesteift, Malum perforans plantar an Großzehenballe.

**b** Nekrose der Großzehe bei juvenilem Diabetes mellitus.

**c** Zustand nach Amputation der Zehen I und II als Folge angiopathisch bedingter Nekrosen. Malum perforans am Vorfuß plantar.

# 6  Tumoren

Bei einer umschriebenen und allenfalls schmerzhaften Weichteilschwellung des Vorfußes kann die Röntgenuntersuchung auch im Bereich der Zehengrundgelenke und ihrer artikulierenden Knochen auf benigne und maligne Knochentumoren verdächtige Befunde erkennen lassen. Die oberflächliche Lage der Vorfußgelenke ermöglicht oft eine Frühdiagnose. Je unregelmäßiger und ausgedehnter eine Knochenzerstörung schon bei der ersten Röntgenuntersuchung sich präsentiert, umso wahrscheinlicher wird die Annahme eines malignen Tumors (Abb. 66).

Malignome und Benignome im Bereich der Metatarsaleköpfchen sind selten, kommen aber in fast allen Variationen vor.

Von *Ochsner* (1984) liegt eine breit abgestützte Systematik der Knochentumoren des Fußes vor. Dabei erweist sich die Verteilung der Tumorlokalisation als verblüffend regelmäßig, mit vergleichbarer Häufigkeit benigner und maligner Knochentumoren in den verschiedenen Fußabschnitten. Die Analyse einzelner Tumordiagnosen zeigt allerdings eine Bevorzugung einzelner Fuß-

bzw. Knochenabschnitte. Osteochondrome und Enchondrome bevorzugen den Vorfuß (Abb. 67).

Die gelegentlich zu beobachtenden Metatarsuskopfzysten (Abb. 70) sind meist radiologisch von

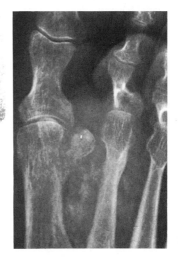

**Abb. 66**  Juxtakortikales, teils chondroblastisches Osteosarkom.

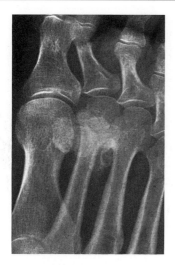

**Abb. 67**    Osteochondrom.

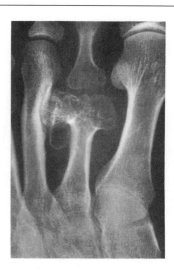

**Abb. 68**    Osteochondrom von Metatarsale-II-Köpfchen links.

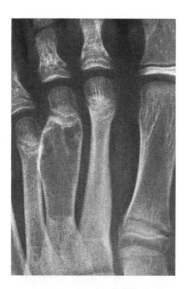

**Abb. 69**    Chondroblastom von Metatarsale III.

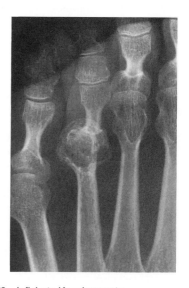

**Abb. 70**    Infizierte Knochenzyste.

Nekrosen abgrenzbar, selten machen diagnostische Zweifel eine histologische Untersuchung nötig.

Die differentialdiagnostische Abgrenzung der genannten Knochentumoren hat ihrerseits gegenüber der Gicht, der Osteomyelitis, Compactainseln und dem Morbus Paget zu erfolgen.

# 7   Traumen

Frakturen der distalen Metatarsalia bzw. an den Zehengrundgelenken bereiten keine röntgendiagnostischen Probleme (Abb. 53).

Ermüdungsfrakturen der Metatarsalia treten zumeist am II. oder III. Strahl als Folge einer

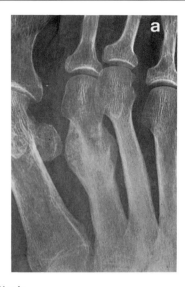

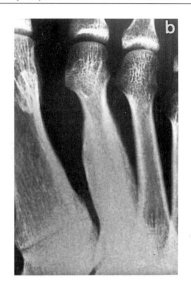

**Abb. 71 a,b**

**a** Kallusbildung nach Metatarsale-II-Fraktur.        **b** Ermüdungsfraktur von Metatarsale II.

Überbeanspruchung (ungewöhnliche Marschlei-stungen) oder zufolge einer Insuffizienz des I. Fußstrahles auf (Abb. 71). Der Beginn ist in der Regel akut mit Schmerzen. Röntgenologisch wird eine Fissur oder ein Frakturspalt erst nach Tagen bis wenigen Wochen sichtbar, begleitet von perio-stalen Anlagerungen, welche unbehandelt zu massiven Kallusbildungen führen können (Abb. 71).

# 8  Dystrophien verschiedener Ursache

Gelenkentzündungen führen im benachbarten Knochengewebe meist schon nach Wochen zu Aufhellungen unterschiedlicher Form und Struk-tur: Diese als entzündliche Knochenatrophie oder Demineralisation bezeichneten Veränderun-gen bestehen in scharf oder unscharf strukturier-ten, subchondral bis metaphysär gelegenen, flek-kigen oder bandförmigen Zonen verminderter Röntgendichte. Eine übersichtliche Darstellung dieser arthritischen Kollateralphänomene findet sich bei *Dihlmann* (1982).

Bei der **Sudeckschen Dystrophie** am Vorfuß las-sen sich die genannten Demineralisationserschei-nungen und Strukturveränderungen im gelenkna-

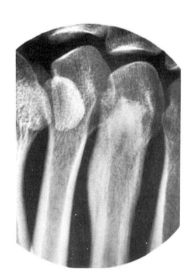

**Abb. 72**    (Ermüdungs)Fraktur von Metatarsale III.

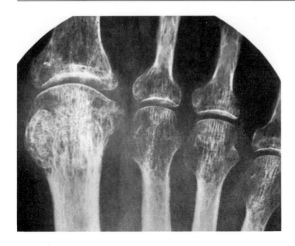

**Abb. 73**   Sudecksche Dystrophie.

hen Knochen nicht immer sicher von den arthritischen Begleitbefunden abgrenzen (Abb. 73). Die Differentialdiagnose ist aufgrund der gleichzeitig zu beobachtenden klinischen Befunde – schmerzhafte ödematöse Schwellung, Zyanose, Beweglichkeitseinschränkung, Hyperhydrosis, trophische Haut- und Nagelveränderungen – möglich.

Die Abgrenzung zu den umschriebenen klinischen und röntgenologischen Veränderungen der Köpfchennekrosen bereitet keine Schwierigkeiten.

Auch generalisierte Störungen des Knochenstoffwechsels, z. B. Osteoporose, Osteomalazie, Hyperparathyreoidismus befallen den Vorfuß und führen zu unterschiedlichen Transparenzveränderungen der gelenkbegrenzenden Knochenabschnitte.

# G. Therapie

## 1  Spontane Metatarsale-I-Köpfchen-Nekrosen

Die Langzeituntersuchungen nach Metatarsus-I-Köpfchen-Osteochondronekrosen zeigen einen ausgesprochen beschwerdearmen und langsam progredienten Verlauf. Nur in zwei der in Tab. 5 präsentierten Fälle mußte zufolge schmerzhafter Einsteifung eine Debasierung vorgenommen werden (Abb. 39).

Zusammenfassend läßt sich sagen, daß osteonekrotische Veränderungen an Metatarsale-I-Köpfchen meist mit geringeren Beschwerden und noch langsamer als an den mittleren Metatarsaleköpfchen verlaufen. Ihre Diagnose wird meist erst im Stadium der Hallux-rigidus-Arthrose gestellt und macht dann allenfalls eine operative Therapie – in der Regel eine Debasierung nach Keller-Brandes – notwendig. Gleichzeitig werden Osteophyten abgetragen und bei Vorliegen einer Osteochondrosis dissecans ein Debridement bzw. eine Knorpelglättung vorgenommen.

## 2  Spontane Nekrosen der Metatarsaleköpfchen II bis V (Morbus Köhler II)

### 2.1  Indikation und Technik konservativer und operativer Therapie

#### 2.1.1 Konservative Therapie

Die vor dem 18. Lebensjahr diagnostizierten floriden Fälle wurden primär ausnahmslos konservativ behandelt. Die Therapie erfolgte bei Kindern mit erheblichen Schmerzen oder Reizzustand im betroffenen Grundgelenk durch längerdauernde Ruhigstellung in einem gut anmodellierten Gipsverband und später in retrokapital abstützenden Einlagen (Abb. 74). Bei Fällen mit geringen Beschwerden wurde häufig primär schon eine Einlage mit retrokapitaler Abstützung und damit Entlastung des schmerzhaften Zehengrundgelenks durchgeführt, in einigen Fällen zusätzlich eine Rückfuß-Supination angestrebt. Die verschiedenen zur Anwendung gelangten Werkstoffe (Aluminium, Plexidur, Ortholen und andere) scheinen sich nicht auf das Resultat auszuwirken.

#### 2.1.2 Operative Therapie

**Die Indikation** zum operativem Vorgehen wurde im eigenen Krankengut immer dann gestellt, wenn längere Zeit Belastungsschmerzen im betroffenen Gelenk bestanden, wenn eine deutliche Einschränkung der Dorsalflexion mit dorsaler Osteophytenbildung und Druckdolenz gefunden wurde und radiologisch eine erhebliche Arthrose und Gelenkdeformierung vorlag. Damit ist auch gesagt, daß die Operationsindikation durchweg bei den schwereren Fällen gestellt wurde.

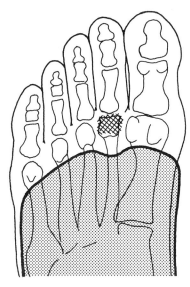

**Abb. 74**  Prinzip der retrokapital abstützenden und das betroffene Metatarsaleköpfchen entlastenden Einlage.

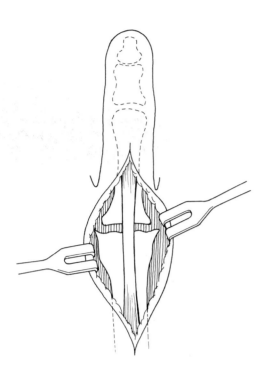

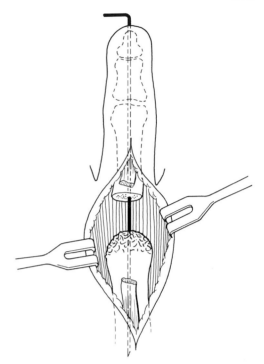

**Abb. 75 a** Operationssitus des Zehengrundgelenks nach Gelenkeröffnung.

**Abb. 75 b** Zustand nach Debasierung der Grundphalanx, Köpfchenmodellierung und Teilresektion der Extensorensehne. Transfixation der Zehe mit Kirschnerdraht.

Als Standardverfahren wurde bei unseren Langzeitfällen ausnahmslos eine Grundphalanx-Debasierung und Metatarsaleköpfchen-Glättung/-Remodellierung durchgeführt (Abb. 75, 79).

**Operative Technik (Abb. 75)**

Zugang durch Längsinzision über dem Grundgelenk. Ein Stückchen der langen Extensorensehne wird reseziert. Nach Eröffnung des Grundgelenks wird die proximale Hälfte der Grundphalanx nach dorsal luxiert und reseziert. Osteophyten und/oder arthrotische Randwülste werden abgetragen und das Metatarsaleköpfchen geglättet. Immobilisation des Zehengrundgelenks durch Kirschnerdraht-Transfixation oder Hohmannverband. Mobilisation im Fersengang ab 3. Tag postoperativ. Entfernen des Transfixationsdrahts nach 10 Tagen. Zunehmend belastetes Abrollen des Fußes nach Wundheilung. Gelegentlich notwendige ausgedehnte Osteophytenabtragungen am

Köpfchen machen zuweilen eine Schädigung der Kollateralbänder am Grundgelenk unumgänglich. Dies scheint sich – wohl als Folge der Bildung einer Neokapsel – auf das Heilungsresultat nicht nachteilig auszuwirken.

## 2.1.3 Andere operative Verfahren

In neuerer Zeit haben wir in einzelnen Fällen Erfahrung mit anderen operativen Verfahren sammeln können. Geringe Fallzahlen und fehlende Langzeitresultate erlauben uns jedoch keine abschließende Beurteilung.

*Brandes* und *Ruschenburg* berichten 1939 über sehr gute Resultate der „Backenoperation" sowohl in Frühfällen wie auch bei fortgeschrittenen Arthrosen.

**Prinzip:**

a) Operative Abtragung der Seitenteile des erkrankten Köpfchens und der verbreitert vor-

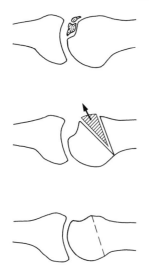

**Abb. 76** Prinzip der Operation nach *Bauermann:* keilförmige Resektion des veränderten dorsalen Gelenkabschnitts, dadurch Wiederherstellung einer funktionstüchtigen Gelenkfläche.

dabei vom gewünschten Kippungsgrad des Metatarsalköpfchens ab. Die Keilosteotomie wird unter Schonung der plantaren Kortikalis ausgeführt, die dann bei der Köpfchenkippung stumpf eingebrochen wird. Postoperativ Ruhigstellung im Gipsverband für 3 Wochen.

In fünf eigenen Fällen haben wir günstige Resultate erzielt:

Die Dorsalflexion der betroffenen Zehe wurde mindest teilweise wieder möglich, auch hat die leichte Verkürzung des betroffenen Metatarsale zu einer verminderten Köpfchenbelastung und damit zum Verschwinden der Metatarsalgie geführt.

*Gauthier* und *Elbaz* haben 1979 – offenbar ohne Kenntnis der Arbeit von *Bauermann* – über ein identisches Verfahren als neue Methode berichtet.

c) *Helal* (1977) schlägt für die arthrotischen Spätfälle die nach ihm benannte retrokapitale Schräg-

springenden Teile der Grundphalanxbasis. Durch die breite Eröffnung der Nekrose und des lebenden Markraums soll ein direkter Kontakt der Nekrose mit Weichteilen erreicht und dadurch günstige Bedingungen für eine rasche Substitution der Nekrose durch vitales Gewebe geschaffen werden. Nach unserer Erfahrung kann eine zufriedenstellende Gelenkformverbesserung und Beschwerdeminderung nur in den wenig fortgeschrittenen, relativ frühen Erkrankungsfällen erreicht werden.

b) Auf Grund der Beobachtung, daß nach der Backenresektion die deformierte Gelenkfläche des Metatarsaleköpfchens bestehen bleibt und der Abrollvorgang der Zehen sich nicht verbessert, hat *Bauermann* (1965) die Durchführung einer Keilosteotomie mit nach dorsal gerichteter Basis am Übergang vom Mittelfußköpfchen zum Hals vorgeschlagen (Abb. 76).

## Operationstechnik

Längsschnitt über der Dorsalseite des Zehengrundgelenks und Längsspaltung der Gelenkkapsel. Nach Sequesterentfernung und Abtragen der seitlichen Exostosen keilförmige Osteotomie unmittelbar retrokapital. Die Keilbreite hängt

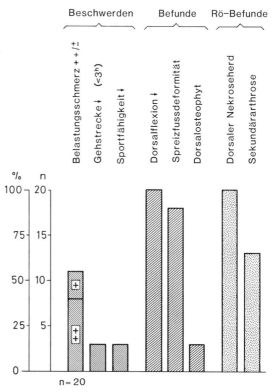

**Abb. 77** M. Köhler II – floride Fälle (Langzeitkollektiv). Beschwerden und Befunde bei Nachuntersuchung.

osteotomie vor. Dadurch sollen die Beschwerden behoben werden ohne Drucküberlastung der anderen Metatarsaleköpfchen.

Unsere eigenen Erfahrungen sind ungünstig: Wohl wird die Metatarsalgie beseitigt, eine Verbesserung der Dorsalflexion im Grundgelenk wird jedoch nicht erreicht, zudem sind die dorsalisierten Osteophyten Ursache verstärkter Schuhdruckbeschwerden.

**Langzeitresultate**

Aus unserem Krankengut wurden zwei Patientenkollektive nach den in Abb. 77 und 78 aufgelisteten Kriterien bezüglich des Therapieerfolgs ausgewertet. Wir beschränken uns dabei auf Resultate von Langzeitverläufen, die wir im Durchschnitt nach 22,5 Jahren bei 20 floriden und nach 15 Jahren bei 39 Patienten (41 Füße) mit Folgezuständen beobachten konnten.

## 2.2   Floride Fälle

Alle Patienten mit floridem Morbus Köhler II (Abb. 45) wurden primär konservativ mit Einlagen (meist während Jahren) oder Gips (während Monaten) behandelt. Das Durchschnittsalter bei Diagnosestellung betrug 14 Jahre (7–18 Jahre). Wir berichten über die Resultate von 20 Patienten aus diesem Kollektiv, die durchschnittlich 22,5 Jahre nach Diagnosestellung nachuntersucht wurden (Abb. 77).

8 von 20 Patienten geben dabei schwere sowie 3 von 20 leichte belastungsabhängige Schmerzen im Bereich der betroffenen Metatarsaleköpfchen an, vor allem beim Tragen von Schuhen mit höheren Absätzen. 3 von 20 sind nur teilweise sportfähig, während die Gehstrecke nur bei vier Patienten auf eine Dauer unter 3 Stunden eingeschränkt ist. 18 von 20 untersuchten Füßen zeigen eine ausgeprägte Spreizfüßigkeit. Trotz langdauernder

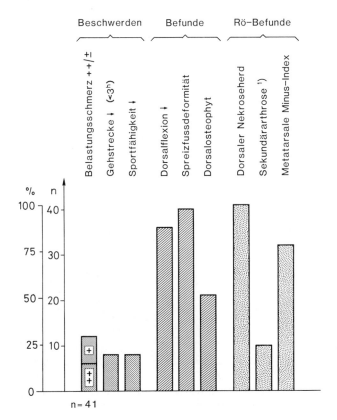

**Abb. 78** M. Köhler II – Folgezustände (Langzeitkollektiv). Beschwerden und Befunde bei der Nachuntersuchung.

[1] nur konservativ behandelte Fälle (25)

Ruhigstellung und/oder Entlastung mit dem Zweck, einen Köpfcheneinbruch und damit eine Sekundärarthrose zu verhindern, beobachteten wir in 13 von 20 Fällen eine Spätarthrose, weswegen einer der 20 nachuntersuchten Patienten im Alter von 23 Jahren operiert werden mußte. Erstaunlich viele Patienten haben sich mit Restbeschwerden (Abb. 77) abgefunden.

## 2.3 Folgezustände

Von den im Durchschnitt 15 Jahre (5–56 Jahre) nach Diagnosestellung nachkontrollierten 41 Metatarsalia bei 39 Patienten wurden 16 operativ mittels Debasierung und Köpfchenmodellierung,

18 konservativ mit Einlagen behandelt, während 7 Patienten ausschließlich beobachtet wurden.

Über die klinischen Nachkontrollbefunde orientiert Abb. 78. Auffälligster Befund ist eine Einschränkung der Dorsalflexion bei 90 %, das Vorliegen eines dorsalen Osteophyten in 54 % der betroffenen Metatarsaleköpchen sowie eine dorsale Druckdolenz bei noch 34 % der Patienten.

Ebenso bestand bei 98 % des Krankenguts ein ausgeprägter Spreizfuß.

Als Folge der Dorsalflexionseinschränkung und des dorsalen Osteophyten zeigte ein Drittel der Patienten eine eingeschränkte Abrollphase, 5 % ein leichtes Schonhinken, und 15 % klagten über Schmerzen im Zehengang.

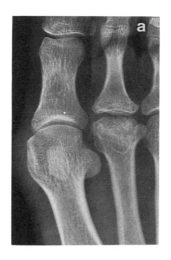
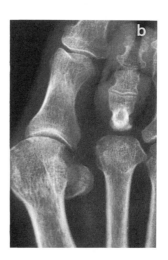

**Abb. 79 a,b** Verlauf nach operativ behandeltem M. Köhler II.

**a** Schuhdruckbeschwerden und schmerzhafte Bewegungseinschränkung. Debasierung und Köpfchenmodellierung Grundgelenk II im Alter von 32 Jahren.

**b** 15 Jahre später: Patientin beschwerdefrei. Klinisch: Freie Beweglichkeit der 2. Zehe, progrediente Spreizfußdeformität.

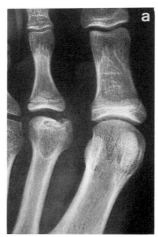
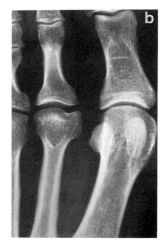

**Abb. 80 a,b** M. Köhler II – Langzeitverlauf.

**a** Im Alter von 14 Jahren Schmerz, Schwellung und Bewegungseinschränkung im Zehengrundgelenk II. Therapie: Retrocapital abstützende Einlagen während 3 Monaten.

**b** 24 Jahre später: Selten Belastungsschmerzen unter Metatarsaleköpfchen II links. Radiologisch: Köpfchendeformation ohne Arthrose.

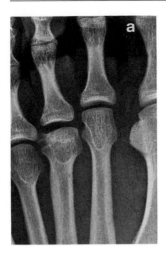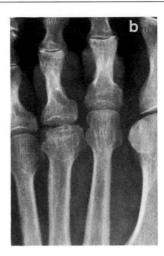

**Abb. 81 a,b**   M. Köhler II – Langzeit-verlauf.

**a** Im Alter von 20 Jahren Schmerzen im Grundgelenk III nach 30-km-Marsch. Keine Therapie notwendig.

**b** 56 Jahre später: Patient beschwerdefrei, treibt noch aktiv Sport. Radiologisch: Mäßig ausgeprägte Grundgelenksarthrose.

Die Röntgennachkontrolle ergab bei 25 konservativ behandelten Fällen in über der Hälfte eine fehlende (Abb. 80), beim Rest eine mäßige oder fortgeschrittene Arthrose (Abb. 81). In den Schrägaufnahmen zeigte es sich, daß der alte Nekroseherd ohne Ausnahme dorsal lokalisiert war. 80 % der nachuntersuchten Patienten zeigen einen Metatarsale-Minusindex, was die Bedeutung der statischen Überlastung stützt (Abb. 78).

Subjektiv beurteilen 80 % der operierten und 72 % der konservativ behandelten Patienten ihren Zustand als gut oder sehr gut.

# H. Zusammenfassung und Schlußbetrachtungen

Unter unseren spontanen Osteonekrosen beträgt der Anteil der Metatarsaleköpfchen-Nekrosen etwas über 13 %. Unter allen beobachteten Mittelfuß-Köpfchennekrosen überwiegen die idiopathischen Formen mit über 90 % ganz deutlich. Bezogen auf die Lokalisation fällt auf, daß an Metatarsus-I-Kopf weniger als 1/10 aller spontanen Formen beobachtet werden.

Nicht selten haben wir bei Patienten mit den klinischen Zeichen eines Hallux rigidus statt der erwarteten Grundgelenksarthrose entweder eine im dorsalen Gelenkabschnitt lokalisierte Osteochondrosis dissecans oder eine ausgedehntere Köpfchennekrose beobachten können. Aufgrund solcher Beobachtungen in verschiedenen Entwicklungsstadien der Gelenkschädigung erscheinen uns die Hinweise in der Literatur einleuchtend, welche Metatarsus-I-Köpfchennekrosen für eine bedeutsame – wenn auch nicht quantifizierbare – Ursache von Hallux-rigidus-Arthrosen halten. Der Grund dafür, daß diese Genese der Arthrose oft unerkannt bleibt, dürfte in der Benignität des klinischen Verlaufs – Beschwerdearmut und langsame Progredienz – liegen. Selbstredend ist im Stadium der fortgeschrittenen Hallux-rigidus-Arthrose, welche allenfalls therapeutische Maßnahmen erfordert, eine ätiologische Zuordnung nicht mehr möglich.

Während am 1. Metatarsaleköpfchen zwei Formen nekrotischer Veränderungen – die Osteochondrosis dissecans und die ausgedehnte Kopfnekrose – deutlich unterscheidbar sind, konnten wir an den übrigen Metatarsaleköpfchen ganz überwiegend im dorsalen Gelenkabschnitt lokalisierte Läsionen beobachten, während ausgedehnte Nekrosen nur selten feststellbar sind.

Wohl lassen unsere gefäßanatomischen Untersuchungen qualitative Unterschiede in der Versorgung des 1. und der lateralen Metatarsaleköpfchen nachweisen, relevante quantitative Unterschiede und damit eine Erklärung für die unterschiedliche Auftretenshäufigkeit lassen sich daraus nicht ableiten. Interessant ist die unseres Wissens erstmals festgehaltene Beobachtung, daß es in den Metatarsaleköpfchen verschiedene Typen von Blutversorgungsmustern gibt. Die Vermutung ist deshalb naheliegend, daß zumindest die ausgedehnteren Nekroseherde primär durch eine arterielle Versorgungsstörung verursacht sind.

Eine Erklärung dafür, daß die Nekroseherde an den lateralen Köpfchen fast ausschließlich und am Metatarsale-I-Kopf teilweise umschrieben im dorsalen Gelenkabschnitt lokalisiert sind, darf aus den Resultaten unserer biomechanischen Untersuchungen abgeleitet werden. Diese zeigen, daß die Lokalisation der Nekroseherde mit dem Ort der größten Druckbelastung in den Gelenken übereinstimmen. Zudem konnte errechnet werden, daß der spezifische Gelenkdruck im MP-II-Gelenk mindestens 2 Mal so groß ist wie im Großzehengrundgelenk. Neben den in der Literatur angeschuldigten und im eigenen Krankengut verifizierbaren Überlastungsfaktoren (Spreizfußdeformität, Metatarsale-Minusindex, Insuffizienz des 1. Strahls) dürfte damit ein wesentlicher ätiologischer Faktor für das gehäufte Auftreten am 2. Metatarsaleköpfchen erbracht sein. Durch die geschilderten mechanischen Überlastungsfaktoren wird zudem eine Epiphyse betroffen, deren Gefäßversorgung vor dem Wachstumsabschluß den Anschluß ans metaphysäre und diaphysäre Versorgungssystem noch nicht gefunden hat.

Sekundäre oder symptomatische Metatarsaleköpfchennekrosen sind selten und betreffen mit auffälliger Häufigkeit den 1. Strahl. Hauptursache sind eindrücklich häufig bestimmte Korrektureingriffe beim Hallux valgus. Ursache dieser postoperativen Köpfchennekrosen am 1. Strahl sind einerseits operationstechnische Mängel, welche über eine Schädigung der intra- und extraossären Versorgungsgefäße zur Ischämie des Kopfes führen. Andererseits ist zu vermuten, daß durch das Einsetzen von Silastikimplantaten insbesondere beim Hallux rigidus Kopfversorgungsgefäße geschädigt werden bei Gelenken, die bereits als Folge einer unerkannten Kopfnekrose eine Hallux-rigidus-Arthrose entwickelt haben.

In unserem vorwiegend orthopädischen Krankengut ist die Auftretenshäufigkeit von Köpfchennekrosen nach Vorfußtraumen verhältnismäßig gering. In allen Fällen wurden Nekrosen innerhalb von Monaten bis maximal 2 Jahren nach einer ganz erheblichen traumatischen Schädigung des Vorfußes beobachtet. Für eine Kausalitätsbeurteilung bedeutet dies, daß das Vorliegen einer Unfallfolge nur dann bejaht werden muß, wenn nach einer erheblichen traumatischen Vorfußschädigung eine Köpfchennekrose innerhalb eines kürzeren Zeitraums beobachtet wird.

Die gelegentlich in der Literatur gestellte Frage, ob echte Formen eines „Spät-Köhlers" – d. h. spontane Osteonekrosen von Metatarsaleköpfchen nach Wachstumsabschluß – existieren, kann aufgrund verschiedener eigener Beobachtungen bejaht werden.

Nur etwa die Hälfte aller Köpfchennekrosen werden im floriden Stadium diagnostiziert. Die übrigen werden irgendwann – zum Teil erst im höheren Alter – zufolge sekundär-arthrotisch bedingter Beschwerden festgestellt, 1/8 unserer Köhler-II-Fälle sind Zufallsbefunde. Anders gesagt bedeutet dies, daß Metatarsaleköpfchen-Nekrosen nur in einem Teil der Fälle in irgendeinem Stadium der Erkrankung oder später überhaupt Beschwerden verursachen und nicht selten überhaupt unerkannt bleiben. Die langsame Progredienz und die oft geringen Beschwerden machen eine konservative oder operative Therapie nur in einem Teil der Fälle notwendig. Unter den operativen Maßnahmen hat sich nach unseren Erfahrungen die einfache Grundphalanxdebasierung und Köpfchenremodellierung bewährt.

Angesichts der geschilderten Benignität des klinischen Verlaufs, der überwiegend langsamen Progredienz und der zufriedenstellenden Therapiemöglichkeiten scheint uns eine forcierte frühe Diagnostik weniger bedeutsam als an den großen Gelenken. Vielmehr sollten sich unsere Anstrengungen darauf richten, durch Erkennen nekrosegefährdeter Zustände und eine adäquate Operationstechnik die Zahl iatrogener Köpfchennekrosen zu reduzieren.

# Literatur

*Albrecht, R., E. Hertel:* Beitrag zum Vorkommen der Köhlerschen Erkrankung. Z. Orthop. 104 (1968) 598

*Anderson, D. W.:* Studies of the Lymphatic Pathways of Bone and Bone Marrow. J. Bone Jt. Surg. 42-A (1960) 716

*Anseroff, N. J.:* Die Arterien des Skeletts der Hand und des Fußes des Menschen. Z. Anat. Entwicklungsgesch. 106 (1936) 193

*Arcan, M., M. A. Brull:* A fundamental characteristic of the human body and foot, the foot-ground pressure pattern. J. Biomechanics 9 (1976) 453

*Arlet, J.:* Pertrochanteric Phlebography in Primary Necrosis of the Femoral Head in the Initial Stage (Stage I). In: *W. M. Zinn,* Idiopathic Ischemic Necrosis of the Femoral Head in Adults. Thieme, Stuttgart 1971, S. 152

*Arlet, J., P. Ficat:* Biopsy Drilling as a Means of Early Diagnosis. In: *W. M. Zinn,* Idiopathic Ischemic Necrosis of the Femoral Head in Adults. Thieme, Stuttgart 1971, S. 74

*Arlet, J., R. P. Ficat, D. S. Hungerford* (Hrsg): Bone Circulation. Williams & Wilkins, Baltimore 1984

*Axhausen, G.:* Die Äthiologie der Köhler'schen Erkrankung der Metatarsalköpfchen. Bruns Beitr. klin. Chir. 126 (1922) 451

*Axhausen, G.:* Der Krankheitsvorgang bei der Köhler-'schen Krankheit der Metatarsalköpfchen und bei der Perthes'schen Krankheit des Hüftkopfes. Zbl. Chir. 14 (1923) 553

*Axhausen, G.:* Die Köhler'sche Erkrankung der Metatarsophalangelagelenke. Med. Klin. 19 (1923) 561

*Axhausen, G.:* Gelenkausbrüche und Gelenkeinbrüche im Tierversuch. Arch. klin. Chir. 124 (1923) 543

*Axhausen, G.:* Der anatomische Krankheitsablauf bei der Köhler'schen Krankheit der Metatarsalköpfchen und der Perthes'schen Krankheit des Hüftkopfes. Arch. klin. Chir. 124 (1923) 512

*Axhausen, G.:* Über anämische Infarkte am Knochensystem und ihre Bedeutung für die Lehre von den primären Epiphyseonekrosen. Arch. klin. Chir. 151 (1928) 72

*Axhausen, G., E. Bergmann:* Die Ernährungsunterbrechungen am Knochen. In: *O. Lubarsch, F. Henke* (Hrsg.), Handbuch der speziellen pathologischen Anatomie und Histologie. Bd. 9, T. 3: Knochen und Gelenke. Springer, Berlin 1937 (Reprint 1976) S. 118

*Baciu, C., I. Sgarbura:* Quelques conclusions sur les résultats obtenus dans le traitement chirurgical de l'hallux valgus. Revue de 4000 opérations. Acta orthop. Belg. 35 (1969) 865

*Barker, D. J. P., E. Dixon, J. F. Taylor:* Perthes'disease of the hip in three regions of England. J. Bone Jt. Surg. 60-B (1978) 478

*Basler, B.:* Langzeitverläufe von Folgezuständen des Morbus Köhler II. Diss. Univ. Zürich 1983

*Bauermann, P.:* Die Behandlung des veralteten Köhler II durch Keilosteotomie. Z. Orthop. 99 (1965) 389

*Beguin, J. M., G. Poilvache, F. Schernberg, Y. Gerard:* Le traitement de l'hallux rigidus. A propos de 33 cas. Acta orthop. Belg. 50 (1984) 489

*Belser, F. G.:* Der neuropathisch-diabetische Fuß – die diabetische Osteoarthropathie. Praxis 58 (1969) 1088

*Bessler, W.:* Roentgenographic and Scintigraphic Findings in Idiopathic Aseptic Necrosis of the Femoral Head. In: *W. M. Zinn:* Idiopathic Ischemic Necrosis of the Femoral Head in Adults. Thieme, Stuttgart 1971, S. 145

*Bessler, W.:* Skelettszintigraphie. In: *H. R. Schinz* (Hrsg.), Lehrbuch der Röntgendiagnostik, Bd. 2, T. 1. Thieme, Stuttgart 1979, S. 279

*Betts, R., T. Duckworth:* A device for measuring plantar pressures under the sole of the foot. Eng. Med. 7 (1978) 223

*Binswanger, U., J. A. Fischer, W. Merz, R. Schenk, W. Scheitlin, A. Schreiber:* Aseptic Bone Necrosis after Kidney Transplantation. In: *W. M. Zinn,* Idiopathic Ischemic Necrosis of the Femoral Head in Adults. Thieme, Stuttgart 1971, S. 176

*Bobechko, W. P., W. R. Harris:* The Radiographic Density of Avascular Bone. J. Bone Jt. Surg. 42-B (1960) 626

*Bohr, H.:* Densitometry and 18-F scintigraphy in the study of the revascularization of the femoral head in coza plana (C-P). Acta orthop. Scand. 44 (1973) 417

*Bojsen-Moller, F.:* Normale und pathologische Anatomie des Vorfußes. Orthopäde 11 (1982) 148

*Bordelon, R. L.:* Silicone Implant for Freiberg's Disease. South. Med. J. 70 (1977) 1002

*Borelli, G. A.:* De Motu Animalum, 1685

*Bradford, D. S., E. W. Szalapski, D. E. R. Sutherland, R. L. Simmons, J. S. Najarian:* Osteonecrosis in the transplant recipient. Surg. Gynecol. Obstet. 159 (1984) 328

*Bragard, K.:* Beitrag zur Malakopathie der Metatarsaleköpfchen (Köhlersche Krankheit). Z. orthop. Chir. 46 (1925) 49

*Brandes M., E. Ruschenburg:* Eine operative Behandlung der (II.) Köhlerschen Krankheit am Köpfchen des Os metatarsale. Z. Orthop. 69 (1939) 353

*Braune, W., O. Fischer:* Der Gang des Menschen. In: Abhandlung der math.-phys. Classe der Königl. sächsischen Gesellsch. der Wissenschaften, I. Teil, Bd. 11, 1895

*Breitenfelder, H.:* Gibt es eine dem Morbus Köhler II analoge Affektion auch am Köpfchen des Os metatarsale I? Z. Orthop. 66 (1937) 181

*Carrell, B., M. Childress:* Osteochondritis dissecans of a metatarsal head. J. Bone Jt. Surg. 22 (1940) 442

*Catto, M.:* Pathology of aseptic bone necrosis. In: *J. K. Davidson,* Aseptic necrosis of bone. Excepta Medica, Amsterdam 1976, S. 1

*Cavanagh, P. R., A. Michiyoshi:* A technique for the display of pressure distributions beneath the foot. J. Biomech. 13 (1980) 69

*Chodera, J. D., M. Lord:* The technology of the pedobarograph. In: Biomechanical Research and Development Unit. Report 1978

*Colwell, H. A.:* Cas showing abnormal epiphyses of metatarsals and first metacarpals. J. Anat. 62 (1927) 183

*Cruess, R. L., J. Blennerhassett, F. R. Macdonals, L. D. Maclean, J. Dossetor:* Aseptic Necrosis Following Renal Transplantation. J. Bone Jt. Surg. 50-A (1968) 1577

*Crutchlow, W.:* Sr 85 scintimetry of the hip in osteoarthritis and osteonecrosis. Am. J. Roentgenol. 109 (1970) 803

*D'Ambrosia Shoji, H., R. S. Riggins, R. C. Stadalnik, G. L. De Nardo:* Scintigraphy in the Diagnosis of Osteonecrosis. Clin. Orthop. 130 (1978) 139

*De Cuveland, E.:* Über zweikernige Anlage der Metatarsalköpfchen und ihre klinische Bedeutung. Fortschr. Röntgenstr. 83 (1955) 61

*De Das, S.:* Distal Metatarsal Osteotomy for Adolescent Hallux Valgus. J. Pediatr. Orthop. 4 (1984) 32

*Denis, A.:* A propos de la maladie de Freiberg-Köhler (Ostéonécrose primitive juvénile de la tête du deuxième métatarsien). Acta orthop. Belg. 31 (1965) 579

*Desai, C. S., J. F. Abel:* Introduction to the finite element method; A numerical method for engineering analysis. Van Nostrand Rheinhold Co. New York 1972

*Devas, M.:* Stress Fractures. Churchill Livingstone, Edinburgh 1975

*Diebschlag, W.:* Die Druckverteilung an der Fußsohle des Menschen im Stehen und Gehen, barfuß und im Schuh. Z. Orthop. 120 (1982) 814

*Dihlmann, W.:* Gelenke, Wirbelverbindungen: Klinische Radiologie. Thieme, Stuttgart 1982

*Donovan, J. C.:* Results of Bunion Correction Using Mitchell Osteotomy. J. Foot Surg. 21 (1982) 181

*Duckworth, T., R. P. Betts, C. I. Franks, J. Burke:* The measurement of pressures under the foot. Foot, Ankle 3 (1982)

*Elftman, H.:* Cinematic Study of the Distribution of Pressure in the Human foot. Anat. Record 59 (1934) 481

*Erhart, O.:* Osteochondrosis dissecans am Metatarsusköpfchen I. Z. Orthop. 105 (1968) 439

*Ficat, R. P., J. Arlet:* Ischemia and necroses of bone. Ed by *D. S. Hungerford.* Williams & Wilkins, Baltimore 1980

*Fischer, O.:* Der Gang des Menschen, 6. Teil. Abhandl. d. K.S., Gesell. d. Wissensch., math.-phys. KL XXVIII, 1904

*Flecker, H.:* Union of Metatarsal Epiphyses. Am. J. Roentgenol. 68 (1952) 37

*Francillon, M. R.:* Orthopädische Eingriffe bei neurologischen Systemerkrankungen, bei kongenitaler Analgie und bei Dysraphie. Verh. Dtsch. Orthop. Ges. 52 (1965) 189

*Freiberg, A. H.:* Infraction of the second metatarsal bone. A typical injury. Surg. Gynecol. Obstet. 19 (1914) 191

*Freund, D., W. Bersch:* Histologisch gesicherte, doppelseitige Osteonecrosis der Metatarsalköpfchen I. Z. Orthop. 118 (1980) 850

*Freund, E.:* Zur Frage der aseptischen Knochennekrose. Arch. Pathol. Anat. 261 (1926) 287

*Fromme, A.:* Über die Köhlersche Erkrankung der Metatarsalköpfchen (meist II). Münch. med. Wschr. 69 (1922) 1097

*Frost, H. M.:* Bone remodelling dynamics. Thomas, Springfield/III. 1963

*Gardemin, H.:* Die Epiphysennekrose der Mittelfußköpfchen. (II. Köhlersche Erkrankung). Arch. orthop. Chir. 31 (1932) 125

*Gauthier, G.:* Maladie de Freiberg ou deuxième maladie de Koehler. Proposition d'un traitement de reconstitution au stade évolué de l'affection (34 cas traités). Rev. Chir. Orthop. 60 (1974) Suppl. II. 337-341

*Gauthier, G., R. Elbaz:* Freiberg's Infraction: A Subchondral Bone Fatigue Fracture. A. New Surgical Treatment. Clin. Orthop. 142 (1979) 93

*Glimcher, M. J., J. E. Kenzora:* The Biology of Osteonecrosis of the Human Femoral Head and its Clinical Implications: I. Tissue Biology. Clin. Orthop. 138 (1979) 284

*Glynn, M. K., J. B. Dunlop, D. Fitzpatrick:* The Mitchell distal metatarsal osteotomy for hallux valgus. J. Bone Jt. Surg. 62-B (1980)

*Goodfellow, J.:* Aetiology of hallux rigidus. Proc. R. Soc. Med. 59 (1966) 821

*Gray's* Anatomy, 35th ed. Ed. by *R. Warwick, P. L. Williams.* Longman, Edinburgh 1973

*Gros, M.:* La disposition des nerfs des os. Bull. Soc. Anat. Paris 21 (1846) 369

*Güntz, E.:* Die Frühbehandlung der Metatarsalköpfchen-Erkrankung der Jugendlichen (Köhler II). Z. Orthop. 77 (1945) 154

*Hackenbroch, M.:* Die Arthritis im Großzehengrundgelenk. Verh. Dtsch. Orthop.Ges. 22 (1927) 169

*Hauteville, D., E. Esquirol, R. Hyacinthe, N. Herne:* Les lésions osseuses latentes des plongeurs: Résultats comparés d'une enquête portant sur 105 plongeurs et 105 sujets témoins. Rev.Rhum. 43 (1976) 635

*Heilmann, F.:* Knochenveränderungen im Mittelfuß bei arterieller Durchblutungsstörung. Chir. Praxis 30 (1982) 125

*Helal, B.:* Surgery of the forefoot. Br. Med. J. (1977) 276

*Helal, B. M. Greiß:* Telescoping osteotomy for pressure metatarsalgia. J. Bone Jt. Surg. 66-B (1984) 213

*Hicks, J. H.:* The mechanics of the foot-II. The plantar aponeurosis and the arch. J. Anatomy 88 (1953) 25

*Hohmann, G.:* Fuß und Bein, ihre Erkrankungen und deren Behandlung, 4. Aufl. Bergmann, München 1948

*Holl, A. J., D. J. Barker, P. H. Dongerfield, J. F. Taylor:* Perthes'disease of the hip in Liverpool. Br. Med. J. (Clin.-Res.) 287 (1983) 1757

*Holst, L., G. Chandrikoff:* Die Köhlersche Erkrankung des Metatarsaleköpfchens. Fortschr. Röntgenstr. 35 (1927) 204

*Holstein, A., G. B. Lewis:* Experience with Wilson's Oblique Displacement Osteotomy for Hallux valgus. In: *J. E. Bateman* (Hrsg.), Foot science. Saunders, Philadelphia 1976, S. 179

*Horne, G., T. Tanzer, M. Ford:* Chevron osteotomy for the treatment of hallux valgus. Clin. Orthop. 183 (1984) 32

*Hoskinson, J.:* Freiberg's Disease: A Review of the Longterm Results. Proc. roy. Soc. Med. 67 (1974) 106

*Huiskes, R.:* Some fundamental aspects of human joint replacement. Dissertation Technische Hogeschool Eindhoven 1979

*Hunder, G. G., J. W. Worthington, W. H. Bickel:* Avascular Necrosis of the Femoral Head in a Patient With Gout. J. Am. Med. Ass. 203 (1968) 47

*Hungerford, D. S., T. M. Zizic:* Alcoholism, Associated Ischemic Necrosis of the Femoral Head. Early Diagnosis and Treatment. Clin. Orthop. 130 (1978) 144

*Hunter, W. L. jr., R. J. Biersner, R. L. Sphar, C. A. Harvey:* Aseptic bone necrosis among U.S. Navy divers: survey of 934 nonrandomly selected personnel. Undersea Biomed. Res. 5 (1978) 25

*Huwyler, J.:* Persönl. Mitteilung 1983

*Jack, E. A.:* The aetiology of hallux rigidus. Br. J. Surg. 27 (1940) 492

*Jacob, H. A. C., A. H. Huggler:* An investigation into biomecanical causes of prosthesis stem loosening within the proximal end of the human femur. J. Biomech. 13 (1980) 159

*Jacqueline, F., E. Rutishauser:* Idiopathic Necrosis of the Femoral Head. In: *W. M. Zinn* (Hrsg.), Idiopathic Ischemic Necrosis of the Femoral Head in Adults. Thieme, Stuttgart 1971. S. 34

*Jaroschy, W.:* II. Tagung der Dtsch. Röntgenologen in Prag. Fortschr. Röntgenstr. 31 (1923) 780

*Jaworek, T. E.:* The intrinsic vascular supply to the first metatarsal. J. Am. Pod. Ass. 63 (1973) 555

*Jellinek, S.:* Der elektrische Unfall, 3. verm. Aufl. Deuticke, Leipzig 1931

*Johnson, J. T. H., O. Crothers:* Revascularization of the Femoral Head. A Clinical and Experimental Study. Clin. Orthop. 114 (1976) 364

*Johnson, K. A., R. H. Cofield, B. F. Morrey:* Chevron Osteotomy for Hallux Valgus. Clin. Orthop. 142 (1979) 44

*Johnson, L. C.:* Histogenesis of avascular necrosis. In: Proceedings of the conference on aseptic necrosis of the femoral head, held in St. Louis, Missouri, January 8th and 9th 1964, under the auspices of the Surgery Study Sections, National Institutes of Health, United States Public Health Service. S. 1.: s.n. 1964. S. 55

*Kawashima, M.:* Aseptic Bone Necrosis in Japanese Divers. Bull. Tokyo Med. Dent. Univ. 23 (1976) 71

*Keller, B.:* Das Silastic-Implantat der Großzehe. Diss. Zürich 1982

*Kingreen, O.:* Zur Ätiologie des Hallux flexus. Zbl.Chir. 36 (1933) 2116

*Klenerman, L.* (Hrsg.): The Foot and its disorders, 2. Aufl. Blackwell, Oxford 1982

*Klenk, G., C. Rieber, H. Petzel, C. Lippelt:* Acropathia ulceromutilans non familaris Bureau-Barrière. Fallbeobachtungen unter besonderer Berücksichtigung der Röntgenmorphologie. Fortschr. Röntgenstr. 128 (1978) 538

*Klümper, A., M. Strey, S. Weller, U. Roth, P. Bildstein:* Neurogene Osteolysen. Defekte an Fußknochen nach traumatischer Schädigung peripherer Nerven. Fortschr. Röntgenstr. 108 (1968) 62

*Köhler, A.:* Eine typische Erkrankung des 2. Metatarsophalangealgelenkes. Münch. med. Wschr. 45 (1920) 1289

*Köhler, A., E. A. Zimmer:* Grenzen des Normalen und Anfänge des Pathologischen im Röntgenbild des Skeletts, 12. Aufl. Thieme, Stuttgart 1982, S. 840

*Kolar, J.:* Verbrennungskrankheit. In: Röntgendiagnostik arbeitsbedingter Skelettleiden. Thieme, Stuttgart 1981, S. 87

*Kolar, J.:* Erfrierungen. In: Röntgendiagnostik arbeitsbedingter Skelettleiden. Thieme, Stuttgart 1981, S. 93

*Kolar, J.:* Stromunfälle. In: Röntgendiagnostik arbeitsbedingter Skelettleiden. Thieme, Stuttgart 1981, S. 78

*König, E., H. Rauch:* Zur Histologie und Ätiologie der Köhlerschen Metatarsalerkrankung. Arch. klin. Chir. 128 (1924) 369

*Konjetzny, G. E.:* Zur Kenntnis der Perthesschen und Köhlerschen Krankheit, insbesondere der Heilungsvorgänge bei diesen. Arch. klin. Chir. 142 (1926) 33

*Konjetzny, G. E.:* Zur operativen Behandlung der Köhlerschen Krankheit des Metatarsalköpfchens. Z. Orthop. 81 (1952) 41

*Köster, D.:* Differentialdiagnostische Betrachtungen zu den osteoartikulären Erkrankungen im Vorfußbereich. Z. ärztl. Fortbild. 64 (1970) 1145

*Kromann-Anderson, C., P. A. Frandsen:* Oblique displacement osteotomy according to Crawford Adams for hallux valgus. Acta orthop. Scand. 53 (1982) 477

*Lameiras, F. M.:* Die Akroosteolyse. Handchirurgie 15 (1983) 83

*Lawton, J. H.:* Early Surgical Intervention for Freiberg's Infraction: Autogenous Epiphysiodesis. J. Foot Surg. 18 (1979) 68

*Leboucq, H.:* Sur la morphologie du carpe et du tarse. Anat. Anz. 1 (1886) 2

*Lexer, E.:* Weitere Untersuchungen über Knochenarterien und ihre Bedeutung für krankhafte Vorgänge. Arch. klin. Chir. 73 (1904) 481

*Luba, R., M. Rosman:* Bunions in Children: Treatment with a Modified Mitchell Osteotomy. J. Pediatr. Orthop. 4 (1984) 44

*Maas, W.:* Multiple Pseudoepiphysen bei Dysostosis cleidocranialis. Fortschr. Röntgenstr. 80 (1954) 788

*Magerl, F.:* Stabile Osteotomien zur Behandlung des Hallux valgus und Metatarsale I varum. Orthopäde 11 (1982) 170

*Mann, R. A., M. J. Coughlin, H. L. Du Vries:* Hallux Rigidus. A Review of the Literature and a Method of Treatment. Clin. Orthop. 142 (1979) 57

*Mann, R.:* Editorial. Foot, Ankle. 3 (1982) 125

*Margo, M. K.:* Surgical Treatment of Conditions of the Fore Part of the Foot. J. Bone Jt. Surg. 49-A (1967) 1665

*Mau, C.:* Eine Operation des kontrakten Spreizfußes. Zbl. Chir. 15 (1940) 667

*Mau, C., H. Mau:* Degenerative Erkrankungen des Fußes. In: *G. Hohmann, M. Hackenbroch, K. Lindenmann* (Hrsg.), Handbuch der Orthopädie, Bd. 4. Thieme, Stuttgart 1961, S. 923

*Mauclaire:* Epiphysite de la tête du deuxième métatarsien (Métatarsus planus). Bull. méd. (1934) 672

*McMaster, M. J.:* The Pathogenesis of Hallux Rigidus. J. Bone Jt. Surg. 60-B (1978) 82

*Meyer, M.:* Beitrag zur Ätiologie der Köhler'schen Krankheit des Os metatarsale II. Zbl. Chir. 11 (1927) 651

*Milgram, J. W.* The Classification of Loose Bodies in Human Joints. Clin. Orthop. 124 (1977) 282

*Milgram, J. W.:* The Development of Loose Bodies in Human Joints. Clin. Orthop. 124 (1977) 292

*Miller, M. L., M. D. Lenet, M. Sherman:* Surgical Treatment of Freiberg's Infraction with the Use of Total Joint Replacement Arthroplasty. J. Foot Surg. 23 (1984) 35

*Morton, D. J.:* The Human Foot. Columbia University Press 1935

*Muheim, G., W. H. Bohne:* Prognosis in spontaneous osteonecrosis of the knee. J. Bone Jt. Surg. 52-B (1970) 605

*Novotny, O.:* Die Arterien der Mittelfußknochen und ihre Beziehungen zur II. Köhlerschen Krankheit. Arch. Klin. Chir. 190 (1937) 604

*Ochsner, P. E.:* Knochentumoren des Fußes. Systematik, Differentialdiagnose und Therapie. Bücherei des Orthopäden. Bd. 41. Enke, Stuttgart 1984

*Odelberg-Johnson, O.:* Osteochondritis dissecans am Capitulum metatarsale I beiderseits. Fortschr. Röntgenstr. 92 (1960) 467

*Ohta, Y., H. Matsunaga:* Bone Lesions in Divers. J. Bone Jt. Surg. 56-B (1974) 3

*Panner, H. J.:* A Peculiar Characteristic Metatarsal Disease. Acta Radiol. (Stockholm) 1 (1921) 319

*Phemister, D. B.:* Changes in Bones and Joints Resulting from Interruption of Circulation. Arch. Surg. 41 (1940) 436

*Phemister, D. B.:* Lesions of bones and joints resulting from interruption of circulation. Mt. Sinai. J. Med. 15 (1949) 55

*Pöschl, M.:* Osteonekrose an den Metatarsalköpfchen (Morbus Köhler II). In: *L. Diethelm, O. Olsson, F. Strnad* et al. (Hrsg.), Handbuch der medizinischen Radiologie, Bd. 5, T. 4. Springer, Berlin 1971, S. 542

*Pozniakov, L.:* Traitement chirugical de la maladie métatarsienne de Köhler. J. Chir. (Paris) 43 (1934) 667

*Prager, W.:* Aseptische Nekrose des Metatarsus II rechts und des Naviculare Pedis links nach einem Trauma. Z. Orthop. 104 (1968) 232

*Ravelli, A.:* Osteochondrosis dissecans am Köpfchen des ersten Mittelfußknochens. Fortschr. Röntgenstr. 76 (1952) 76

*Reinhardt, K.:* Oberschenkelkopfnekrose bei Hyperurikämie. Z. Orthop. 118 (1980) 713

*Reinhardt, K.:* The Radiological Residua of Healed Diabetic Arthropathies. Skeletal Radiol. 7 (1981) 167

*Ribbing, S.:* Besteht ein Zusammenhang zwischen Hallux rigidus und den ossalen aseptischen Nekrosen? Acta Orthop. Scand. 6 (1935) 138

*Ribbing, S.:* Hereditäre multiple Epiphysenstörungen und Osteochondrosis dissecans. Acta Radiol. Stockh. 36 (1951) 397

*Ribet, M. de:* Les Artères des Métacarpiens et des Métatarsiens. Les Artères des Phalanges. Bull. Ass. Anatomistes 59 (1975) 30

*Roche, A. F.:* The sites of elongation of human metacarpals and metatarsals. Acta Anat. 61 (1965) 193

*Roesner, E., S. Weil:* Über die Nekrose der Osteoepiphysen des zweiten und dritten Metatarsalknochens. Beitr. Klin. Chir. 133 (1925) 470

*Rohlmann, A.:* Rechnerische und experimentelle Spannungsanalyse am Femur – Eine vergleichende Untersuchung verschiedener Modelle und Methoden. Dissertation, Tech. Universität Berlin 1981

*Russel J.:* A practical essay on a certain disease of the bones termed necrosis. Neill, Edinburgh 1794. Repr. in: Clin. Orhop. 130 (1978) 5

*Rutishauser, E., A. Rohner, D. Held:* Experimentelle Untersuchungen über die Wirkung der Ischämie auf den Knochen und das Mark. Virchows Arch. Path. Anat. 333 (1960) 101

*Sammarco, G. J., E. H. Miller:* Forefoot Conditions in Dancers Part I. Foot, Ankle 3 (1982) 85

*Saraffian, S. K.:* Anatomy of the foot and ankle. Lippnicatt 1983

*Sawtell, R. O.:* Irregular Ossification of the Extremities of Boys and Girls. Am. J. Radiol. 25 (1931) 330

*Scranton, P. E. jr., J. D. Zuckerman:* Bunion Surgery in Adolescents: Results of Surgical Treatment. J. Pediatr. Orthop. 4 (1984) 39

*Simkin, A., I. A. F. Stokes:* Characterisation of the dynamic vertical force distribution under the foot. Med. Biol. Eng. Comput. 20 (1982) 12

*Sinibaldi, P.:* Caso raro di osteo-condrite dissecante bilaterale, simmetrica della testa del I e II metatarso. Riv. infort. mal. profess. 44 (1957) 149

*Smillie, I. S.:* Freiberg's Infraction (Köhler's second disease). J. Bone Jt. Surg. 39-B (1957) 580

*Smillie, I. S.:* Metatarso-Phalangeal Joint (Freiberg's Infraction: Köhler's Second Disease). In: Osteochondritis Dissecans. Edinburgh: E. & S. Livingstone, 1960, S. 79–91

*Sommer, F., K. Reinhardt:* Das Krankheitsbild der Osteolyse. Radiol. Austriaca 5 (1952) 47

*Swanson, A. B.:* Silicone Implant Arthroplasty of the Great Toe. Clin. Orthop. 142 (1979) 30

*Sweet, D., J. Madewell:* Pathogenesis of Osteonecrosis. In: *D. Resnick, G. Niwayama* (Hrsg.), Diagnosis of Bone and Joint Disorders. Saunders, Philadelphia 1981, S. 2780

*Schnepp, J.:* Traitement de l'hallux valgus avec metatarsus varus irréductible du premier métatarsien. L'ostéotomie métatarsienne bipolaire. Rev. Chir. Orthop. 69 (1983) 113

*Schöneich, R.:* Osteochondrosis dissecans am Köpfchen des ersten Mittelfußknochens beiderseits. Fortschr. Röntgenstr. 80 (1954) 276

*Scholder, P.:* Gegenüberstellung der üblichsten chirurgischen Behandlungsverfahren beim Hallux-Valgus-Syndrom. Orthopäde 11 (1982) 154

*Scholten, R.:* Über die Berechnung der mechanischen Beanspruchung in Knochenstrukturen mittels für den Flugzeugbau entwickelter Rechenverfahren. MOT 6/75, S. 130

*Schreiber, A., H. Zollinger:* Osteonekrosen bei seltenen Systemaffektionen. Z. Orthop. 115 (1977) 464

*Schreiber, A., H. Zollinger:* Per- und postoperative Probleme bei der Hüfttotalendoprothesenversorgung von Nierentransplantierten. Z. Orthop. 115 (1977) 523

*Schreiber, A., H. A. C. Jacob:* Loosening of the femoral component of the ICLH double cup hip prosthesis. Acta Orthop. Scand. Suppl. 207, Vol. 55, 1984

*Schwartz, R. P., A. L. Heath:* The definition of human locomotion on the basis of measurement. J. Bone Jt. Surg. 29 (1947) 203

*Steinhäuser, J.:* Zur Frage der traumatischen Entstehung des Morbus Köhler II (Freiberg's Disease). Z. Orthop. 116 (1978) 123

*Steinmann, W. F.:* Makroskopische Präparationsmethoden in der Medizin. Thieme, Stuttgart 1982

*Steller, K.:* Epiphyseonekrose des Köpfchens vom Metatarsale V. Röntgenpraxis 15 (1943) 156

*Stokes, I. A. F., W. C. Hutton, J. R. R. Stott:* Forces acting on the metatarsals during normal walking. J. Anat. 129 (1979) 579

*Stott, J. R. R., W. C. Hutton, I. A. F. Stokes:* Forces under the foot. J. Bone Jt. Surg. 55-B (1973) 335

*Studer, H.:* Morphologische und röntgenologische Befunde bei Perthes'scher Erkrankung an Hand eines klinischen und anatomisch-pathologisch untersuchten Falles. Z. Orthop. 91 (1959) 87

*Variot, G., C. H. Rémy:* Sur les nerfs de la moelle des os. J. Anat. 16 (1880) 273

*Vizkelety, T., H. W. Wouters:* Recherches expérimentales sur le développement de la nécrose aseptique ischémique de l'os. Rev. Chir. Orthop. 55 (1969) 603

*Vizkelety, T.:* Les lymphatiques de l'os. In: La circulation osseuse: Bases anatomo-physiologiques et méthodes d'exploration clinique. Compte rendu du Ier Symposium sur la circulation osseuse, Toulouse, 13 et 14 avril 1973. INSERM, Paris, S. 31

*Wellinger, C.:* Les ostéochondrites juvéniles de la cheville et du pied. Rheumatologie 28 (1976) 279

*Willert, H.-G., P. Otte:* Der Gelenkschmerz. Differenzierung arthrogener und osteogener Schmerzkomponenten. Orthop. Praxis 15 (1979) 56

*Willert, H.-G.:* Pathogenese und Klinik der spontanen Knochennekrosen. Orthopäde 10 (1981) 19

*Wolff, J.:* Das Gesetz der Transformation der Knochen. Hrsg. von *Hirschwald.* Berlin 1892

*Zarenko, P.:* Zur Klinik der Osteochondroarthropathia necroticans vom Köhlerschen Typus. Arch. Orthop. Unfall-Chir. 27 (1929) 11

*Zchakaja, M. J.:* Blutversorgung der Knochen des Fußes (Ossa pedis). Fortschr. Röntgenstr. 45 (1932) 160

*Zhuber, K., M. Salzer:* Behandlung des Hallux valgus bei Metatarsus primus varus. Z. Orthop. 115 (1977) 916

*Zollinger, H., St. Kubik, A. Schreiber, A. Lang:* Les nécroses osseuses spontanées de la téte du Ier métatarsien. Observations cliniques et études sur l'anatomie vasculaire. Rev. méd. Toulouse (1983) 159

# Namenverzeichnis

# Sachverzeichnis